特需儿童运动康复

主　编　叶孙岳

副主编　王海棠　周　佳　张虹雷

张　红　黄　欣

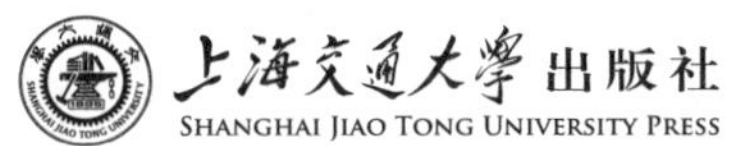

上海交通大學出版社

SHANGHAI JIAO TONG UNIVERSITY PRESS

内容提要

本书主要介绍如何将运动康复相关理论与实践方法应用于幼儿园/学校、社区、家庭等非医疗场景。本书共分六章。第一章介绍特需儿童运动康复的基本概念、流程与原则，理论基础与运动发育规律，等等；第二章介绍评估方法，包括一般性评估、运动功能评估、ADL 评估、ICF 评估等；第三章介绍训练技术，包括生物力学训练、感觉统合训练、引导式教育、适应性体育及水中运动疗法、舞蹈动作治疗等；第四章按照不同功能障碍类型介绍运动康复干预策略，包括运动发育迟缓、发育性协调障碍、脑性瘫痪、智力障碍、孤独症谱系障碍及肥胖与近视等；第五章介绍基本姿势、自理动作、书写准备的照护管理及相关辅具、无障碍环境等；第六章介绍循证运动康复的理论基础与实践方法等。

本书可作为学前教育、早期教育、教育康复、运动康复等专业本专科学生的教材，也可作为相关专业人士学习研究的参考资料。

图书在版编目（CIP）数据

特需儿童运动康复 / 叶孙岳主编 . -- 上海 : 上海交通大学出版社 , 2024.5

ISBN 978-7-313-30669-2

Ⅰ . ①特… Ⅱ . ①叶… Ⅲ . ①小儿疾病 – 康复医学 Ⅳ . ① R720.9

中国国家版本馆 CIP 数据核字（2024）第 089856 号

特需儿童运动康复

TEXU ERTONG YUNDONG KANGFU

主　　编：叶孙岳

出版发行：上海交通大学出版社　　地　　址：上海市番禺路 951 号

邮　　编：200030　　电　　话：021-64071208

印　　制：上海颛辉印刷厂有限公司　　经　　销：全国新华书店

开　　本：787mm × 1092mm　1/16　　印　　张：12

字　　数：226 千字

版　　次：2024 年 5 月第 1 版　　印　　次：2024 年 5 月第 1 次印刷

书　　号：ISBN 978-7-313-30669-2

定　　价：52.80 元

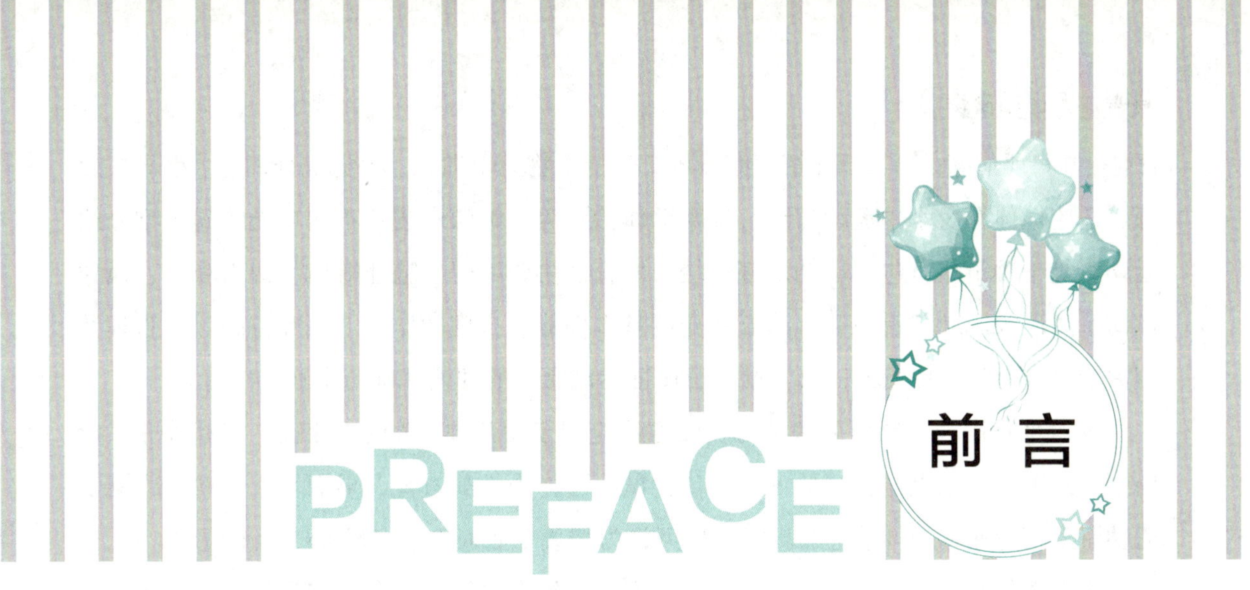

前言

《中华人民共和国学前教育法（草案）》（2023）指出，“幼儿园对有特殊需求的学前儿童应当予以特殊照顾”。这里的“特殊需求”主要是指体弱与残疾儿童，他们往往存在一定程度的运动发育迟缓或运动功能障碍。研究表明，实施科学、适宜的运动康复教育不仅具有缺陷修复、补偿等功能，而且对学前儿童的心理和社会功能产生积极影响。通过设计、实施不同环境下的运动康复课程，充分挖掘、发挥各类功能障碍儿童的最大潜能，可以改善和提高儿童的粗大运动与精细动作能力、独立生活能力及生活质量，同时提高他们的心理认知及社会适应能力，使他们能更好地融入班级、家庭、社区等环境，最终顺利回归社会。此外，尽可能地让功能障碍儿童回归主流教育（融合教育）已成为教育改革的重要方向，也是国家实现共同富裕对教育工作的具体要求。《“十四五”特殊教育发展提升行动计划》提出，“探索适应残疾儿童和普通儿童共同成长的融合教育模式……推动残疾儿童和普通儿童融合”。因此，嘉兴大学学前教育专业融合教育特色本科人才培养方案实施以来，我们越来越感觉到开设运动康复课程的重要意义。

据了解，目前国内还未见有适合培养具有融合教育素养的学前教育专业学生学习的运动康复类教材。为此，编者在多年教学、科研与实践的基础上编写了本书。本书是根据儿童运动发育规律及各类特殊儿童的身心发展需要，秉持体育、医学、教育相结合的理念，将儿童的核心运动能力评估与训练技术作为运动康复教育的主要内容，融入最新科学研究证据与成果，突出科学性和前沿性，着重关注各类功能障碍儿童的运动康复干预与融合体育活动的理论与实践，为学生毕业后更好地开展相关融合教育或协同资源教师等专业人员开展个别化教育或运动康复训练奠定基础。

本书共分六章。第一章介绍特需儿童运动康复的基本概念、流程与原则，理论基础与运动发育规律，等等；第二章介绍评估方法，包括一般性评估、运动功能评估、ADL

评估、ICF 评估等；第三章介绍训练技术，包括生物力学训练、感觉统合训练、引导式教育、适应性体育及水中运动疗法、舞蹈动作治疗等；第四章按照不同功能障碍类型介绍运动康复干预策略，包括运动发育迟缓、发育性协调障碍、脑性瘫痪、智力障碍、孤独症谱系障碍及肥胖与近视等；第五章介绍基本姿势、自理动作、书写准备的照护管理及相关辅具、无障碍环境等；第六章介绍循证运动康复的理论基础与实践方法等。

本书是对运动康复相关理论与实践方法应用于幼儿园 / 学校、社区、家庭等非医疗场景，开展运动康复与教育的一种初步尝试，可作为学前教育、早期教育、教育康复、运动康复等专业本专科学生的教材，也可作为相关专业人士学习研究的参考资料。

本书在编写过程中参阅了大量的文献资料，编者也得到了多位专家的指导与帮助，在此一并表示衷心的感谢！由于编者能力所限，书中存在的疏漏之处，恳请广大读者批评指正！

叶孙岳

2023 年 12 月于嘉兴大学

CONTENTS

目录

第一章　导论

【教学目标】

➢ 师德养成目标：能够正确实践特需儿童运动康复伦理原则。

➢ 知识与能力目标：能够阐释特需儿童运动康复概念、运动发育规律要点；能够运用运动康复预防、流程及实施原则等解释实践中的问题。

➢ 情感与意志目标：认同特需儿童运动康复的实践意义，产生工作兴趣。

【教学重点与难点】

➢ 教学重点：运动康复的概念、流程及伦理原则；运动控制理论。

➢ 教学难点：运动控制理论。

第一节　运动康复概述

本书所指的运动康复是体育学（运动康复）、医学（儿童康复）及教育学（特殊教育、教育康复）等的新兴交叉学科领域，随着学科发展，其学科体系与内涵也在不断变化。本节主要探讨运动康复的概念、预防思想、基本流程、实施原则及伦理要求。

一、相关概念

世界卫生组织（World Health Organization，WHO）认为，康复（rehabilitation）是指采取一套措施对有健康状况的个体在与环境进行互动的过程中优化功能和减少残疾。[①]这里的健康状况（health conditions）包括急性或慢性疾病、功能障碍、损伤或创伤，也可能是指怀孕、衰老、压力、先天异常或基因易感性。环境（environments）是指个体及其所处社区的物理的、社会文化的背景。从这个意义上来说，对于有健康状况的任何人都可能需要康复，如有身体移动、视听、言语、吞咽或认知困难的患儿等。

运动，狭义来说是指具有规则约束的竞技类运动（sports），如奥林匹克运动、乒乓球运动等；广义来说是指人体骨骼肌收缩并有能量消耗的身体活动（physical activity）[②]，如竞技运动、运动锻炼及日常家务劳动等。骨骼肌收缩时既可以有身体位移也可以没有，如婴儿保持抬头姿势时需要颈半棘肌、头夹肌及斜方肌等的等长收缩（肌肉长度不变）。这种身体活动都需要能量消耗，但被动运动如电刺激或他人施加力量而产生的被动运动不属于本概念内涵。本书采用的是广义上的运动的概念。

因此，我们认为运动康复（motor rehabilitation 或 therapeutic exercise）是指采取一套以身体活动为主的措施对有健康状况或运动功能障碍的个体在与环境进行互动的过程中优化功能和减少残疾。“运动康复”概念中的“运动”既可以是指个体的运动功能障碍，也可以是指运动或身体活动的康复手段或干预措施。这里的“以身体活动为主”是指运

---

① World Health Organization. Access to Rehabilitation in Primary Health Care：An Ongoing Challenge[M]. Geneva：WHO，2018：1.

② World Health Organization. Global Action Plan on Physical Activity 2018—2030：More Active People for a Healthier World[M]. Geneva：WHO，2018：14.

动康复强调主动运动，特别是要激发儿童的内驱力与主动参与。这里的“互动”充分体现了现代康复与教育的核心思想，需要充分激发特需儿童参与互动的主动性和积极性（从被动做到“我想做”），这是保障运动康复质量的关键。当然，对于儿童而言，如何预防其各类功能障碍的发生发展是运动康复工作的首要目标和重要内容。

二、预防思想

运动康复预防是指通过各种有效措施或手段预防运动功能障碍的发生，或通过体育运动的方式预防各类功能障碍、减轻功能障碍的影响，包括一级预防、二级预防和三级预防。

一级预防是指预防各类疾病、伤残造成的身体结构损伤（impairment）。这类预防大概可降低 2/3 的功能障碍发生，是最有效的预防，包括优生优育相关措施，如产前检查、围生期保健、倡导自然分娩、疫苗接种、防止意外事故、合理饮食及积极锻炼等。

二级预防是指限制或逆转由身体结构损伤造成的活动受限或残疾（disability）。这类预防可降低 15% 左右的功能障碍发生，可通过早发现、早评估、早干预 / 治疗进行预防，如对运动发育迟缓儿童开展各类粗大或精细动作训练、感觉统合训练等，以预防其今后可能发生的运动功能障碍或尽可能地恢复运动功能水平。

三级预防是指防止活动受限或残疾转化为参与受限（participation limitation）或残障（handicap），减少残疾、残障给个人、家庭和社会造成的影响；可采取运动治疗、家庭支持、环境改造及融合教育等促进各类障碍儿童的社会参与，如通过融合体育活动使轻度自闭症幼儿尽可能地融入班级集体之中。

拓展阅读

扁鹊三兄弟的故事

《史记·鹖冠子》曾记载魏文王与名医扁鹊[①]的一则对话。魏文王问扁鹊：“你家三兄弟，都是医生，哪一位医术最高？”扁鹊答道：“大哥最好，我最次，二哥介于我与大哥之间。”文王再问：“那为什么你最出名呢？”扁鹊答说：“这是因为我大哥治病，是在疾病发作之前。由于一般人看不出他能率先铲除疾因，所以他的名气无法传播出去，只有我们自己知道。我二哥治病，是在病情刚

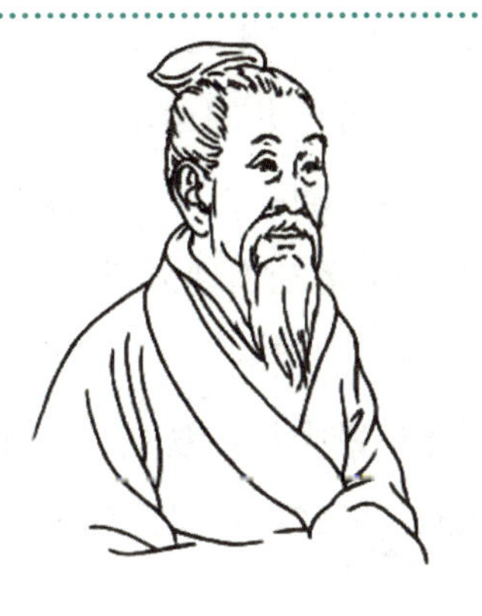

图 1-1 扁鹊画像

① 本书的人物画像主要由叶林锋创作。

开始的时候。普通人以为他只能治疗轻微病症，所以他的名气也传播不远。而到我这里治病的，都是病情比较严重的。一般人看到我在经脉上穿针放血、在皮肤上敷药等，以为我的医术最高明，所以名气最大。”由此可知，名医扁鹊也认为“治未病”是最高明的医术。而运动康复预防思想就属于康复领域的“治未病”。

三、康复流程

运动康复是以患儿为中心的康复训练服务。运动康复流程包括为达到特定效果的评估和干预，以及由治疗师与患儿共同合作完成的临床推理、动作与活动分析等[①]，如图 1–2 所示。

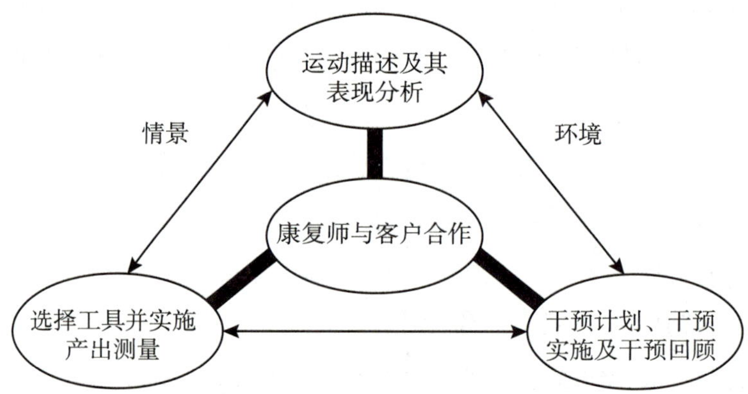

图 1–2　运动康复流程各要素之间的相互关系

1. 评估

评估（evaluation）是干预的基础，没有评估就无法规划干预、评价疗效。评估的重点不是寻找疾病 / 功能障碍的病因或做出诊断，而是为制订有效的运动康复训练计划奠定基础。评估包括运动相关描述与运动表现分析两部分内容。

1）运动相关描述

了解患儿的运动经验，日常生活模式、兴趣和需求等；患儿及监护人（家长）寻求运动康复的缘由，关注或在意的日常生活活动能力领域，等等。

2）运动表现分析

在此过程中，患儿的能力和问题或潜在问题被更具体地识别出来，而实际表现往往要在情景中加以观察，以便确定支持和阻碍这种表现的因素。这些因素包括动作表现的技能、模式，情景或环境，患儿个体因素和活动需求，等等。

① American Occupational Therapy Association. Occupational therapy practice framework: Domain and process[J]. American Journal of Occupational Therapy，2014，68: S1–S48.

2. 干预

干预（intervention）是指通过各种有效手段，最大程度地改善病、伤、残儿童的功能障碍，可分为干预计划、干预实施和干预回顾。

1）干预计划

基于理论和证据与监护人/儿童合作制订并指导所采取行动的计划，确认产出的具体目标。

2）干预实施

为影响和支持改进患儿表现和参与而采取的持续行动。干预直接指向产出，监视和记录监护人/儿童的反应。

3）干预回顾

对干预计划、实施是否达成预期干预目标进行回顾。

3. 产出

产出（outcomes）是指运动康复过程期望达到的最终结果，描述了运动康复所能达到的水平。它是直接与所提供的干预相关，并存在运动/作业、患儿因素、表现技能与模式、情景和环境等目标导向。这种产出也可能是主观的，比如自信、自我效能、希望、价值及幸福感等，也可以是为了改善照料者和患儿的生活质量，还可以是通过同伴支持、扩大社交网来增加社会交往和自我意识。产出评估信息用于与客户一起规划未来的行动，并对康复项目进行评估。产出过程的执行主要有两方面：一是在干预过程的早期，选择产出和评估方法；二是运用这些产出去评估进展、调整目标和干预措施。

四、主要原则

原则是运动康复人员进行评估、干预等时需要遵循的准则、规律。针对儿童进行运动康复时，也需要遵循一系列原则，这里包括伦理原则和主要实施原则。

1. 伦理原则

运动康复人员或相关融合教育工作者在实践过程中常常会遭遇道德上进退两难的境地。例如，幼儿、家长和康复人员可能会在康复目标、过程，以及采取哪种康复训练技术方面存在差异，幼儿希望早点回家，而家长则希望在专业康复机构继续训练。尽管康复人员知道康复训练能改善儿童的功能障碍，但却很难为一个不合作的对象提供高效的康复训练服务。在这一过程中，我们必须做出选择，使我们的干预训练决策与道德责任相一致，不违背医学伦理原则。

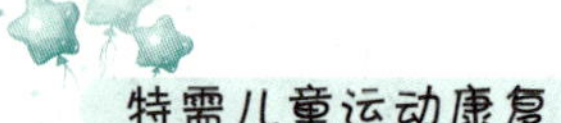

1）什么是医学伦理原则

运动康复人员在日常工作中需要关注四大医学伦理原则：①有益，即一个人应该努力地促进他人的利益，给他们带来好处。也就是说，对他人产生积极的好处。②不伤害，一个人应该设法避免伤害他人。也就是说，避免做那些会使另一个人（病人）病情恶化或功能障碍变严重的事情（这个是底线原则）。③尊重，首先，是尊重自主性。自主性被定义为“在这种思想和决定的基础上自由独立地思考、决定和行动的能力”。其次，是对人的尊重。与儿童交往时，要充分考虑到他们作为一个人的尊严，重视每个人的内在价值和独特性。④公正，即以公平的方式对待他人，并根据他们的个人优点行事。每个人都应该以同样的方式被对待，除非个人之间存在较大差异，证明他们应该被区别对待。

2）医学伦理原则在儿童运动康复中的应用

就儿童运动康复的伦理原则而言，儿童应该被当作儿童对待（因为他们认知能力有限），当作个体加以评估（是独立的个体），尊重他们，使其被有尊严地对待，以及确保他们的安全。基本的伦理考虑应该始终是儿童的最大利益。[①] 具体来说，在进行任何运动康复治疗前应考虑的因素包括：①儿童的愿望、情感和价值观；②儿童理解并权衡康复建议及替代方案的能力；③如果提供额外的支持或解释，如入院前访问、协助和沟通、图片故事等，儿童可能更多地参与决定；④儿童的身体和情感需求；⑤父母和家庭的意见；⑥儿童和家庭是否治疗的潜在缘由；⑦治疗或其他替代疗法有效性的证据；⑧优先选择那些最大化儿童未来机会与选择的措施；⑨改进治疗的可能证据以及关于预期改善程度的证据；⑩伤害或痛苦的风险，以及延迟或不治疗带来的风险。儿童运动康复治疗师必须意识到他们与儿童和家庭的关系中存在的权力—知识的不平衡，并有意识地采取措施防止这种不平等被利用，即运动康复过程中始终要从儿童的根本利益出发。

2. 实施原则

1）早期发现，早期干预

尽早发现儿童的异常并开展早期干预是取得最佳康复效果的关键。孩子出生后应定期进行体检和发育评估，一旦存在运动发育落后、姿势异常、肌张力异常或运动模式异常等异常情况，应立即进行科学评估和早期干预。早期干预可以选择在儿童康复机构，也可以在医生的指导下在社区、幼儿园或家庭开展，哪种方式最有利、可行就采用哪种。

2）目的明确，产出导向

身体的适应性因不同的运动刺激及其强度有所不同，如高强度少重复次数的肌肉练

① Pountney T. Physiotherapy for Children[M]. Oxford: Butterworth-Heinemann, 2007: 6-7.

习主要训练肌肉力量，而低强度多重复次数则训练肌肉耐力。再如，可针对患儿的功能障碍进行补偿性功能训练，功能弱或障碍的部分就是重点训练的内容。同时，干预的实施也需要积累到一定程度才能看到干预的效果，而时间、投入的经费往往又是有限的。因此，在制订运动康复方案时需根据个体情况明确具体目的，干预措施须直接指向产出或效果。

3）因人而异，主动游戏

在运动康复训练过程中应充分考虑儿童个体的内在因素，针对其发展现状、兴趣爱好及个性特点，设计充分负载其个体差异性的方案，提高训练的针对性和有效性。同时，游戏是儿童学习的最佳途径，增加儿童康复训练的兴趣和主动性。游戏介于康复训练与真实生活之间，有利于儿童把所学的技能转移到实际生活中去。在实践中，还可以把儿歌诵读、音乐舞蹈等渗入运动康复中，它能最大程度地激发儿童的练习兴趣，训练效果更好。游戏实践过程中倡导“三自”，即自然、自由与自主。

4）循序渐进，无痛运动

运动康复训练的强度应由小到大、时间由短到长、内容由简到繁（如单个动作到多个组合动作），使患者逐步适应，并在适应中不断提高。身体适应性规律是运动训练或锻炼的理论基础，循序渐进是其基本原则。同时，训练中若出现疼痛或明显不适感，需要调整训练的负荷或形式，甚至暂时停止训练。主动运动痛可改为被动运动或助力运动，大负荷运动痛需要减少运动负荷，总之，实施运动康复时不能出现明显的疼痛。

5）持之以恒，注意安全

大多儿童功能障碍需要进行长期的运动康复训练才能使训练效果逐步显现。这就需要各方持之以恒的精神和准备。同时，在长期康复训练中需要时刻警惕，始终注意患儿安全，避免损伤。某些训练，如站立行走应有人或物的保护，防止跌倒。要经常检查训练环境如场地器械和注意尖锐器物摆放等。

第二节　运动康复基础

运动康复的理论学习和实践操作需具备一定的相关学科基础知识，这里主要介绍人体运动学、神经可塑性、运动控制理论等。

一、人体运动学

人体运动学（kinesiology）起源于古希腊的“运动（kinesis）”和“研究（logy）”两个词，主要探讨在外力作用下，身体位置、速度、加速度之间的相互关系。[①] 按照动力来源，可以把身体的运动形式分为主动运动和被动运动。主动运动是指由肌肉收缩引起的身体活动；被动运动是指由肌肉以外的动力所驱使的身体运动，如他人的推力、自身的重力或牵拉结缔组织的张力等。学习人体运动学相关知识有助于我们准确理解、把握相关概念，为后续学习儿童运动康复相关理论知识奠定基础。

1. 运动面与旋转轴

身体有三个基本面：矢状面、冠状面和水平面。矢状面是指前后方向，将人体分为左右两部分的纵切面。冠状面是指左右方向，将人体分为前后两部分的纵切面。水平面与矢状面和冠状面相互垂直，将人体分为上下两部分的横切面。

与三个基本面相对应的是三个旋转轴：矢状轴、冠状轴和垂直轴。骨骼会在一个与旋转轴垂直的平面内围绕关节旋转，而轴的位置就在关节的凸面。例如，肩可以在三个关节面上运动，也就有三个旋转轴。屈曲和伸展沿着冠状轴旋转；外展和内收沿着矢状轴进行；内旋和外旋沿着垂直轴进行（见图 1–3）。

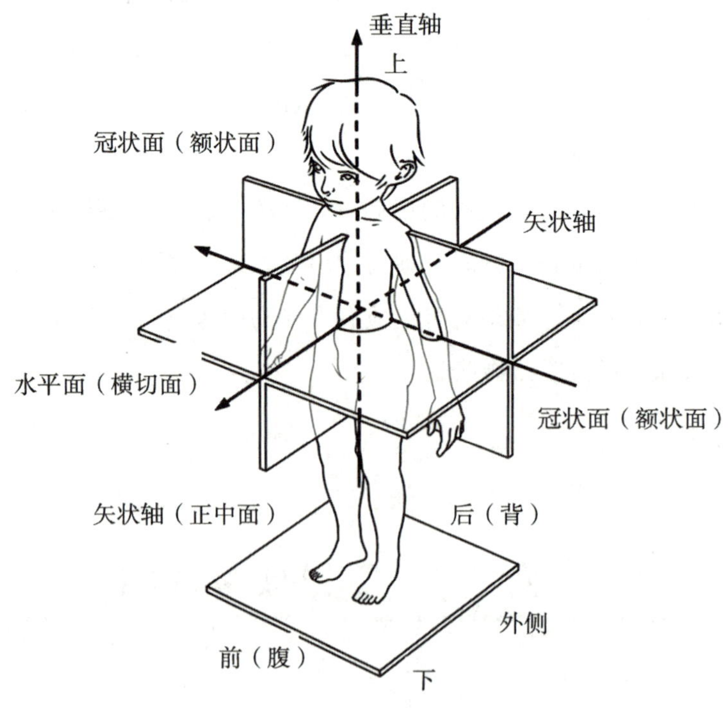

图 1–3 人体的基本切面和基本轴

① 黄晓琳，燕铁斌．康复医学 [M]. 北京：人民卫生出版社，2017：15.

2. 关节及其运动

关节是由两块或更多的骨或肢体节段连接而成。描述关节的运动时可把关节分为近端关节和远端关节，分别指靠近心脏端或远离心脏端的关节，如手臂的肩关节、肘关节是近端关节，而腕关节和指关节相对远离心脏，就是远端关节。开链运动和闭链运动通常用于描述关节节段的相对运动。“开”“闭”两个字用来描述肢体末端是否固定于地面或牢固的物体上，如进食动作和抛球是上肢开链运动，而俯卧撑则属于上肢闭链运动。

关节面的其中一面往往相对凸起，另一面相对凹陷，这种连接可以增加接触面积、提高吻合度，起到稳定关节的作用。屈面关节之间的运动包括滚动、滑动和转动。滚动是一个旋转关节面上的多点与另一个关节面上的多点相接触；滑动是一个关节面上的单个点与另一个关节面上的多个点相接触；转动是一个关节面上的单个点在另一关节面的单个点上的旋转。在关节运动中，相对凹面的运动而言，凸面的滚动与滑动的方向相反。在盂肱关节的凸—凹面活动中，收缩的冈上肌驱动凸起的肱骨头在关节窝内滚动，使肱骨外展。滚动的凸面一般都会伴有反方向的滑动，肱骨头向下的滑动抵消了由于肱骨头出现的向上滚动。

3. 动力学

动力学主要研究各种力对主体的作用。作用于身体上的力一般称为载荷，它可使身体移动或保持平衡，也可使组织变形或损伤。骨骼肌肉系统常见的载荷有拉伸、挤压、弯曲、剪切、扭转及混合载荷。正常组织在一定范围内具有对抗变形的能力，但若某一身体组织由于疾病、损伤或长期不活动，抵抗载荷的能力将大幅下降。

1）作用于人体的力

内力：是指人体内部各种组织器官相互作用的力。其中最重要的是肌肉收缩时所产生的拉力，这是维持人体姿势和产生运动的动力；其次是各种组织器官的被动阻力。

外力：是指外界环境作用于人体的各种力。主要的外力有重力、机械惯性或弹力、反作用力、摩擦力、流体作用力等。外力可作为运动训练时的负荷，选择与这种负荷相匹配的肢体运动方向和力度、投入工作的肌群及其收缩强度，是肌力训练的理论基础。

2）人体的力学杠杆

肌肉、骨骼和关节的运动都遵循力学杠杆原理。任何杠杆均有三个点：力点、支点和阻力点。力点是肌肉在骨骼上的附着点，支点是运动的关节中心，阻力点是骨杠杆的阻力，与运动方向相反。支点到力点的距离为力臂，支点到阻力点的距离为阻力臂。根据力点、支点和阻力点的位置关系，可将杠杆分为三类：平衡杠杆、省力杠杆和速度杠杆。人体中多数是速度杠杆和平衡杠杆，其特点是将肌腱的运动范围在同方向或反方向上放大，但比较费力，其生物学优势是肌肉集中排列，能使四肢更轻、更细。

平衡杠杆：支点位于力点与阻力点之间。支点靠近力点时有增大速度和幅度的作用，支点靠近阻力点时有省力的作用。如肱三头肌作用于尺骨鹰嘴产生伸肘动作时，由于肌肉附着点接近肘关节，因而手部有很大的活动范围。

省力杠杆：阻力点位于力点和支点之间。这类杠杆力臂始终长于阻力臂，可用较小的力来克服较大的阻力，有利于做功。如足承重时跖屈（小腿后群肌收缩）抬升身体，原理类似于抬起独轮推车的车把，属于省力杠杆。

速度杠杆：力点位于阻力点和支点之间。此类杠杆由于力臂始终小于阻力臂，力必须大于阻力才能引起运动，不省力，但可以获得较大的运动速度。如肱二头肌引起屈肘动作，运动范围大，但作用力较小，较费力。

4. 运动对肌肉、肌腱和韧带的作用

1）肌肉

（1）肌肉的类别。按肌肉在运动中的不同作用，可分为原动肌、拮抗肌、固定肌和协同肌。例如，直臂手持哑铃屈肘动作时，肱二头肌是原动肌而肱三头肌是拮抗肌，冈上肌起固定作用是固定肌。又如，屈指动作时，屈指深、浅肌是原动肌，同时伸腕肌亦收缩，使腕关节保持在伸腕状态，以加强屈指力量，则伸腕肌称为屈指动作的协同肌。

（2）运动对骨骼肌的作用——力量训练和耐力训练。力量训练是指负重大、重复次数少的训练方法，可增加肌肉力量，这主要是肌肉横截面积增加的结果。耐力训练是指负荷相对较小和重复次数 20 次以上的训练，可增加肌肉耐力，主要体现在肌肉的适应性变化方面，Ⅰ型慢缩纤维（红肌）中线粒体和毛细血管的增加，增加Ⅱ a 型纤维的比例等。

2）肌腱和韧带

肌腱和韧带与其他许多人体组织一样，具有与时间和过程相关的弹性特性，即肌腱和韧带的伸长不仅与受力的大小相关，也与力的作用时间及过程相关。肌腱和韧带与时间的关系可以用蠕变—应力松弛曲线来表示。一方面，组织因持续受到特定载荷而随时间延长的拉伸过程，称为蠕变；另一方面，组织因受到持续拉伸而随时间延长发生应力减少的过程，称为应力松弛。在等张收缩中，肌肉—肌腱的总体单位长度保持不变，由于蠕变的作用，肌腱和韧带拉长，肌肉缩短。从生理学角度来看，肌肉长度的

缩短可降低肌肉的疲劳程度，所以肌腱和韧带的蠕变在等张收缩中可增加肌肉的工作能力。

运动训练对肌腱和韧带有长期正面效应。训练对胶原纤维的弯曲角度和弯曲长度有明显的影响，还能增加胶原的合成，增加肌腱中大直径胶原纤维的百分比。大直径的胶原纤维比小直径的胶原纤维承受更大的张力，因为大直径的胶原纤维内的共价交联[①]较多。

拓展阅读

亚里士多德对人体运动的认识

亚里士多德（Aristotle，公元前 384—前 322），古希腊人，世界古代史上伟大的哲学家、科学家和教育家之一，堪称希腊哲学的集大成者（见图 1–4）。他是柏拉图的学生，亚历山大的老师。他对运动学有深入的研究，其著作《动物运动论》（*On the Motion of Animals*）标志着运动哲学的诞生。亚里士多德认为，如果地面不静止，步行无法进行，如果空气和水不能作为阻力而流动，飞行和游动也将不可能。身体的一部分在运动，必然需要另一部分不动（即作为支点）。显然，没有不动（支点）的运动是不可能的。例如，前臂运动时鹰嘴是不动的，小腿屈伸时膝盖是不动的。另外，他还以小船为例，如果在船的外面用竹竿推撑船的任何部位，都会很容易的把船推走，但是人在船内却无论如何也不可能把船推动。后来，牛顿证实了作用力与反作用力定律的存在，揭示了亚里士多德这一“推船”的原理，并明确地论述了有关力学的研究是运动学的一个基础。

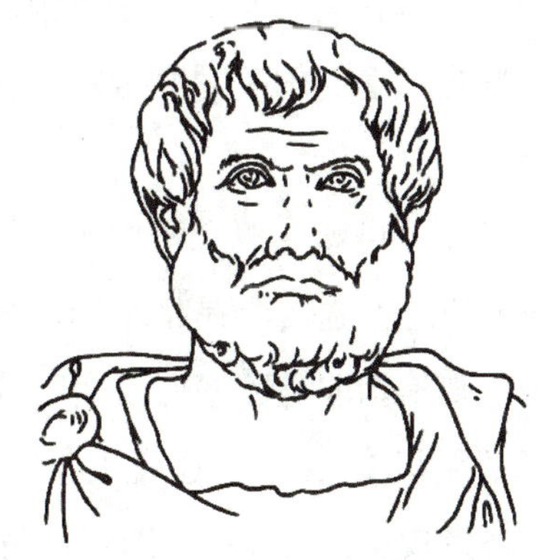

图 1–4 亚里士多德画像

二、神经可塑性

迄今为止，无论是生物学还是临床医学的研究，虽然都没有证据表明高度分化的神经细胞具有再生能力，但是都发现脑损伤、脑卒中后丧失的脑功能，可以有某种程度的恢复。这说明，在大脑损伤的恢复过程中，存在着不同于再生的其他恢复机制。研究

① 共价交联，生物化学名词，交联是指用交联剂使 2 个或者更多的分子分别偶联，从而使这些分子结合在一起，而共价交联则是其中的一种形式。

显示，康复训练能使大脑病灶周围的星形胶质细胞、血管内皮细胞、巨噬细胞增殖，侧支循环改善，促进病灶修复及正常组织的代偿作用，从而促进身体功能的恢复。

可塑性（plasticity）是指中枢神经系统若受到外来干预或适应环境，相关部位的神经联系会发生明显的改变。脑的损伤若发生在发育期或幼年，功能恢复情况比同样的损伤发生在成年时要好。所以，脑的可塑性更易发生在幼年时期，康复训练越早效果越好。脑的可塑性表现为可变性和代偿性。可变性是指原先的脑细胞特定功能是可以改变的，如视觉系统细胞被移植到脑的其他部位，这些细胞和新的细胞在一起可起新的作用，这一可变性应发生在脑发育的关键期内。代偿性是指一些细胞能代替另一些细胞的功能，局部细胞缺失可用邻近细胞代偿。但是，若过了脑发育的关键期，缺陷将成为永久性。研究显示，婴儿早期中枢神经系统受损后，仍可在功能上形成通路，如轴突绕道投射，树突出现不寻常分叉，或产生非常规的神经突触，以达到代偿的目的。学者们认为，儿童神经发育是遗传因素与环境因素共同作用的结果，而环境因素是后天能否最大程度地挖掘儿童潜能的关键变量。高质量的教育和训练环境，将创造出高质量的大脑结构与功能。

与神经可塑性概念密切相关的生物学理论是表观遗传学。表观遗传学是与遗传学相对应的概念。遗传学是指基因序列改变所致的基因表达水平变化，如基因突变；而表观遗传学则是指非基因序列改变所致的基因表达水平变化，如 DNA 甲基化。科学家们发现，除了基因组 DNA 外，还有大量的基因组外的遗传学信息调控着基因的表达。同时，学者们还发现，运动等环境因素也与儿童早期发育过程中的表观遗传的动态编码密切相关，构成了遗传与体内环境的交互作用。① 这些都为通过运动方式开展儿童康复奠定了生物学基础。

三、运动控制理论

运动是身体功能的基础，是由一系列动作构成，动作的本质是神经肌肉工作模式。运动控制是指肢体精确完成特定功能活动的能力；狭义来看，上运动神经元体系对肢体运动的精确控制，涉及大脑皮质、小脑、脑干网状结构、前庭等器官；广义来看，也包括下运动神经元、骨关节和神经—肌肉的参与等。Horak 认为："正常的运动控制是指中枢神经系统运用现有及以往的信息将神经能转化为动能并使之完成有效的功能活

① 张霆．运动参与儿童早期发育表观遗传调控的认识进展 [J]. 中国儿童保健杂志，2020，216（6）：6-9+23.

动。”①这里的“正常”包括肌力（力量和耐力）、速度（恰当）、准确（目标）及稳定（协调）等四个方面，即运动控制的四个要素。运动控制障碍是指具有一定的肌力和运动条件，但是无法控制动作的精确性和靶向性等。上运动神经元病变往往导致下运动神经元失控（过度兴奋或易化）。

1. 运动控制类型

运动控制理论认为，神经支配的躯体运动形式有反射性运动（脊髓水平控制）、模式化运动（如习得的步行）及随意运动（主观意识控制，如握毛笔写字）等三种类型。反射运动通常由特定的感觉刺激引起，产生的运动具有固定的轨迹，其特点是不受意识的影响，如膝跳反射运动。模式化运动，一般可随意地开始和终止，但运动一旦开始就不再需要意识的参与而能自主地重复进行，如跑步、呼吸等。随意运动是为了达到某一种目的而指向某一目标的运动。儿童的运动发育过程是沿着“反射性运动—模式化运动—随意运动”的顺序发展。运动技能学习则是从随意运动（认知阶段）开始，通过专项的重复训练（联结阶段）向模式化运动（自动化阶段）发展（Fitts 三阶段理论），最终可能达到“反射性”运动的状态。

2. 反射理论

1906 年，查尔斯·谢灵顿（Charles Sherrington）首先提出了反射运动控制学说（reflex model）。他认为，反射是一切运动的基础；神经系统通过整合一连串的反射来协调复杂的动作。控制运动的主要因素有周围感觉刺激、反射弧、反馈控制以修正动作、效应器产生运动。人对动作的学习是一种动作记忆，本质上也是一种反射活动。动作的学习是一种获得性技能，需要通过反复练习才能掌握，运动技能的形成过程包括四个阶段：泛化、分化、巩固和自动化过程，最终形成稳定的动作记忆。在进行运动康复时，利用感觉刺激来诱发“好”的反射，控制“坏”的反射。例如，通过温和的感觉刺激来降低痉挛，或通过触摸式快速轻拍来增强牵张反射诱发“好”的需要的动作。

3. 反射 / 阶层理论

1940 年，鲁道夫·马格努斯（Rudolf Magnus）提出了运动控制阶层学说（hierarchical control theory）。他认为，人对运动的控制是分层次的，是由下位水平（脊髓）、中位水平（脑干）、上位水平（大脑皮质）三个层次协同完成。正常动作发展源自中枢神经系统的逐渐皮层化（动作逐渐由脑干水平转向大脑皮质水平控制）。皮层化使高级控制中

---

① Horak F B. Assumptions under lying motor control for neurologic rehabilitation[A]. In：Lister M J. Contemporary Management of Motor Control Problems：Proceedings of 2nd STEP Conference [C]. Alexandria，VA：Foundation for Physical Therapy，1991：5-10.

枢具有控制低级反射活动的能力，这就是有关动作发展的神经成熟理论。具有典型代表意义的就是肌张力和平衡的控制。如果上位水平受到损伤，则下位水平或低级的运动控制就占优势，从而出现原始反射及病理性运动，这种由于失去上位水平中枢抑制而表现出来的运动模式称为“阳性特征”，如巴宾斯基（Babinski）征等。后来，人们将反射运动控制学说和阶层学说整合为反射/阶层学说，该学说认为运动产生于反射，并且被中枢神经系统的不同层次依次控制。20世纪40年代，格塞尔和麦格劳（Gesell & McGraw）应用反射/阶层学说来解释儿童的发育和成长。从50年代末到70年代，有些临床医生开始使用该学说来治疗上运动神经元损伤，这些方法逐渐形成了神经易化技术，它是目前人们最为熟悉的理论。其中有代表性的是博巴斯（Bobath）夫妇提出的神经发育疗法。他们指出，中枢神经系统损伤会使正常情况下受控制的下位中枢过度活动，从而引发不正常的姿势和异常的运动模式。

4. 运动系统理论

运动系统理论（systems theory of movement）由苏联科学家伯恩斯坦（Bernstein，1896—1966）最早构想，他认为运动控制问题就其环境而言，因人而异，且要根据环境和任务不同而不断变化，如图1-5所示。[①] 在这个模式中，中枢神经系统并不发出直接的指令，而是各部分一起整体互动，系统地对身体姿势与动作进行整合。运动控制系统理论将人体的运动控制看作一个复杂的系统，是系统内外因素综合作用的结果。系统内因素主要有神经分层控制系统、肌群协调系统、生物力学平衡系统等，属于个体因素范畴，系统外因素主要是任务导向和环境因素等。个体因素包括生理因素和心理因素，生理因素主要指的是肌肉、骨骼、关节和神经，心理因素包括认知、行为和动机等；或者分为结构性因素（如身高、体重等）和功能性因素（如感知觉等）。任务指的是规则因素（如改变路线、队列队形、速度、操作要求）和器材因素（如颜色、大小和形状等）。任务是一种目标性的功能活动，既需要稳定的身体姿势和精细操作能力，也需要高级神经活动的参与，任务引导功能，功能影响结构。人的功能活动分为器官系统水平、个体水平和社会水平，社会水平的功能活动除了受到个体主观因素的影响，也与社会环境的限制有关，所以对社会环境的改造也是儿童运动康复的重要组成部分。运动控制系统学说在评价等方面较前两种理论更全面、系统。在临床实践中，该理论强调应以功能性动作训练为目的。

---

① Petrynski W. The motor learning process in humans：Down and up[J]. Turkish Journal of Sport & Exercise，2010，12（3）：170–175.

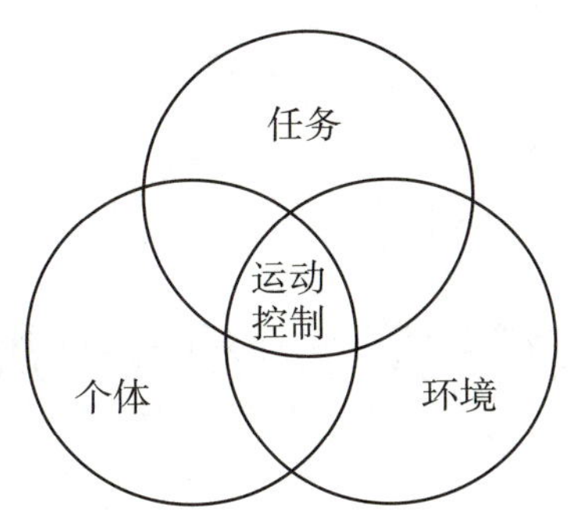

图 1–5　运动控制系统理论（影响因素）

达芬奇的神经系统解剖

达芬奇（Leonardo da Vinci，1452—1519）（见图 1–6）出生于意大利的文艺复兴时期，被人们称为古生物学、植物学和建筑学之父，被广泛认为是有史以来最伟大的画家之一（尽管也许只有 15 幅画幸存下来）。一提起达芬奇，人们自然会想到那举世闻名的传世画作《蒙娜丽莎》。但是，谁又知晓他不仅是人类历史上天才的绘画大师，也是雕塑家和建筑家，更是一位才华横溢的科学家，尤其他在生理学方面的卓越成就，被誉为现代医学和解剖学的始祖。在一个更容易接受中世纪科学、古希腊和古罗马流传下来的观念的时代，他开创了根据自己的直接观察来勾画解剖特征的实践。他也努力通过大脑阐释感官刺激和心灵功能来建立一个身体基础。他发展了一个关于感官如何运作的连贯的理论，特别是关于眼睛是如何看的——这些现象的机械论解释反映了他的主要职业——工程学的典型思维。亚伯拉罕斯等解剖学家认为达芬奇的人体解剖素描领先他所处时代 300 年，精确度甚至超过 19 世纪的《格雷解剖学》。直到最近，3D 数字成像技术获取的图像才在精确度方面超过达芬奇的画作。

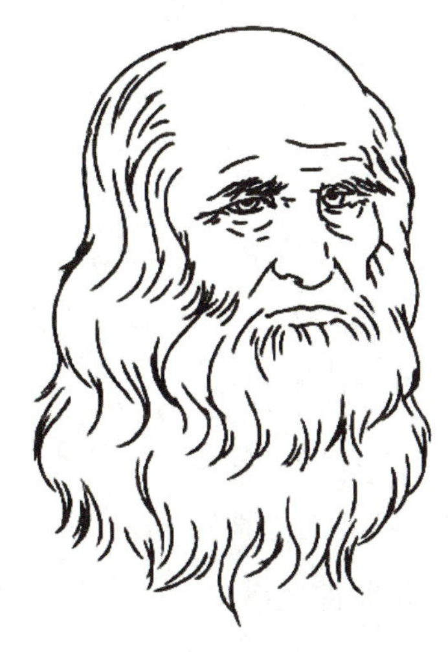

图 1–6　达芬奇画像

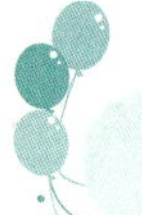

第三节 运动发育规律

儿童（包括婴幼儿）处于脑发育的关键期，这时期的脑在结构和功能上都有很强的适应性和重组能力，其可塑性最强，是学习正常运动模式最具有潜力的时期。神经反射的正常发育是各种自主运动发展的基础。粗大运动发育是人类最基本的姿势和移动能力的发育，其发育良好为其他方面的发展奠定基础。精细运动能力是在粗大运动发育的基础上发展起来的，视觉功能发育也受到身体姿势和移动能力发展的影响，同时也与精细运动能力的发展密切相关。因此，姿势和移动、上肢功能与视觉功能三者之间是一个互相作用、互相促进而共同发育的过程，对儿童适应生存及实现自身发展具有重要意义。

一、神经系统

儿童神经系统（nervous system）的发育和成熟是神经心理发育的物质基础。神经心理发育的异常不仅可以是某些系统疾病的早期表现，而且会阻碍儿童其他方面的健康成长，甚至会影响终生。

1. 大脑及其发育

1）脑的形态结构

胎儿期神经系统发育较早，大脑重量占优势。新生儿脑重约 370 克（占成人脑重的 25%），6 个月时脑重约为 700 克（占成人脑重的 50%），2 岁时脑重已经约占成人的 3/4，4 岁时脑重为出生时的 4 倍，与成人接近，约为 1500 克。出生时神经细胞数量已与成人相同，但树突与轴突少而短。出生后脑重量的增加主要由于神经细胞体积增大和树突的增多、加长，以及神经髓鞘的形成和发育。神经髓鞘的形成和发育在 4 岁左右完成，在此之前，尤其在婴儿期，各种刺激引起的神经冲动传导缓慢，易于泛化，不易形成兴奋灶，易疲劳而进入睡眠状态。神经细胞之间由突触连接，突触数目在出生后迅速增加，6 个月时约为出生时的 7 倍，4 岁左右突触的密度约为成人的 1 倍半，持续到 10～11 岁，以后逐渐减少到成人水平。

2）脑发育的关键期

研究表明，脑发育过程中存在各种关键期，脑在出生后 2 年内发育较快。这一时期，脑在结构和功能上都有很强的适应性和重组能力，易于受周围环境的影响。关键期内适宜的刺激是运动、感觉、语言及其他中枢神经高级功能正常发育的重要前提。如视觉发育的关键期被认为出生后半年内最敏感，先天白内障的婴儿出生后缺乏视觉刺激，如果到了 3 岁不能复明，即使后期手术治疗，患儿仍将永久性地丧失视觉功能。5 ～ 6 岁以前是人类语言学习的关键期。因此，耳聋应尽早发现、尽早评估、尽早干预，才能聋而不哑。

2. 神经反射发育

1）脊髓水平的反射

脊髓反射（spinal reflex）是指脊髓固有的反射，其反射弧并不经过脑，但在正常情况下，其反射活动是在脑的控制下进行的。完成反射的结构是脊髓的固有装置，即脊髓灰质、固有束和神经根。脊髓反射分为躯体反射和内脏反射。

躯体反射，是指骨骼肌的反射活动，包括牵张反射、浅反射和病理反射等。牵张反射是指当骨骼肌被拉长时，可反射性地引起收缩，如膝反射、跟腱反射等。浅反射是指刺激皮肤、黏膜引起相应肌肉反射性地收缩，常见的有腹壁反射、提睾反射、屈跖反射等。病理反射是一种原始屈肌反射，人体发育正常时因受大脑皮质抑制而不表现出来，当上运动神经元受损时，下运动神经元脱离了高级中枢神经（上运动神经元）的控制，这些受抑制的反射就被释放出来。

内脏反射，包括躯体—内脏反射、内脏—内脏反射和内脏—躯体反射，如立毛肌反射、皮肤血管反射、瞳孔对光反射、直肠排便反射和性反射等。

2）脑干水平的反射

为了维持姿势，必须对来自四肢、躯干的本体感觉和前庭及视觉系统的信息进行整合，这种整合主要在脊髓和脑干，并且受到小脑与大脑皮质的控制。人一般在出生 8 个月后脑干水平的反射消失，而脑性瘫痪患儿的这种反射往往持续很长时间不消失。

脑干水平的反射包括阳性支持反射、踏步反射、觅食反射、颈紧张性反射、紧张性迷路反射、抓握反射、拥抱反射及翻正反射等（见表 1–1）。例如，阳性支持反射，一只足底及跖趾关节接触地面时，刺激了本体感受器而引起下肢呈强直状态。颈紧张性反射，颈部扭曲时，脊椎关节和肌肉、韧带的本体感受器的传入冲动对四肢肌肉紧张性的反射性调节，其反射中枢位于颈部脊髓。当头向一侧转动时，下颌所指一侧的伸肌紧张性增强，表现为上下肢伸展，而枕骨所指一侧屈肌张力增强，表现为上下肢屈曲，称为非对称性颈紧张性反射。头后仰时，上肢伸展下肢屈曲；头前屈时，上肢屈曲下肢伸展，称为对称性颈紧张反射。紧张性迷路反射，又称前庭脊髓反射，由于头部位置及重力方向发生变化时，中耳迷路感受器受到刺激，经延髓前庭核、前庭脊髓束传到脊髓束，产生躯干、四肢肌张力发生变化的反射，仰卧位时伸肌张力增高，俯卧位时屈肌张力增高。抓握反射，压迫刺激手掌或手指腹侧，引起手指屈曲内收活动。翻正反射，正常动物可以保持站立姿势，若将其推倒则可翻正过来的反射，可分为视觉、迷路、颈和躯干翻正反射等四种。

表 1-1　脑干水平常见反射活动出现及存在的时间

反射活动	出现及存在的时间
阳性支持反射	0 ～ 2 个月
踏步反射	0 ～ 3 个月
觅食反射	0 ～ 4 个月
颈紧张性反射	0 ～ 4 个月
紧张性迷路反射	0 ～ 4 个月
抓握反射	0 ～ 4 个月
拥抱反射	0 ～ 6 个月
翻正反射	2 ～ 6 个月

3）大脑水平的反射

人体在维持姿势和完成动作时，需要感知自身姿势，将本体觉、视觉及触觉的信息在中枢神经系统中加以整合，再对全身肌张力不断地进行调整。无论是静态姿势，还是随意运动时的姿势，都需要抵抗重力以保持平衡。大脑水平的反射活动从出生后的 6 ～ 18 个月出现，并且终生保持。其中，有代表性的大脑水平反射为降落伞反应、防御反应及倾斜反应等。降落伞反应，人在垂直位置急剧下落时，四肢外展、足趾展开，呈现与地面扩大接触的准备状态。防御反应，是在水平方向上急速运动时产生的平衡反应，包括坐位反应、立位反应、膝立位反应等。倾斜反应，人在支持面上取某种姿势，当改变支持面的倾斜角度时诱发躯体的姿势反应。倾斜反应能力代表儿童的平衡功能发育水平。倾斜反应出现的时间如表 1-2 所示。

表 1-2　倾斜反应出现时间

名　　称	出现时间
仰卧位倾斜反应	第 6 个月
俯卧位倾斜反应	第 6 个月
膝手位倾斜反应	第 8 个月

续表

名　　称	出现时间
坐位倾斜反应前方	第 6 个月
坐位倾斜反应侧方	第 7 个月
坐位倾斜反应后方	第 10 个月
跪立位倾斜反应	第 15 个月
立位倾斜反应前方	第 12 个月
立位倾斜反应侧方	第 18 个月
立位倾斜反应后方	第 24 个月

有学者通过对不成熟新生儿（早产儿）的研究发现，早产儿越早其反射发育越不成熟，如阳性支持反射、踏步反射等。

二、粗大运动

粗大运动（gross motor）发育是指抬头、翻身、坐、爬、站、走、跑等运动的发育。粗大运动发育主要包括反射发育和姿势运动发育两个部分，反射发育已在本节神经系统发育部分进行阐述，本部分主要讨论姿势运动的发育。

1. 粗大运动发育的顺序特点

粗大运动发育的顺序遵循如下规律：①动作沿着抬头、翻身、坐、爬、站、走和跳的方向发育；②离躯干近的姿势运动先发育，离躯干远的后发育；③由泛化到集中、由不协调到协调的发育过程；④先学会抓握东西，然后才会放下手中的东西；⑤先能从坐位拉着栏杆站起，然后才会从立位坐下；⑥先学会向前走，然后才会向后倒退走。按照这一发育规律，不同年龄儿童粗大运动发育的特点大致如表 1–3 所示。

表 1–3　儿童粗大运动发育特点

年龄	头与躯干控制	翻身	坐	爬、站、走、跳
新生儿	臀高头低，瞬间抬头		全前倾	阳性支持反射
2 个月	短暂抬头，臀、头同高		半前倾	不支持
3 个月	肘支撑抬头 45°	仰卧位至侧卧位		短暂支持
4 个月	抬头 45° ～90° ，头高于臀部，玩两手	仰卧位至俯卧位	扶腰坐	足尖支持
5 个月	双手或前臂支撑，抬头 90° ，手、口、眼协调			
6 个月	随意运动增多，抬头大于 90°	俯卧位至仰卧位	手撑独坐	

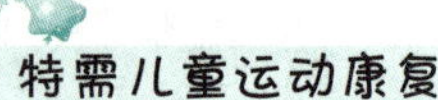

续表

年龄	头与躯干控制	翻身	坐	爬、站、走、跳
7 个月	手支撑向后成坐位		直腰坐	肘爬、扶站
8 个月	胸部离床		扭身坐	腹爬
9 个月	手或肘支撑，腹部离床		坐位自由变换体位	后退移动、抓站
10 个月				四爬、独站
11 个月				高爬、牵手走
12 个月				跪立位前移、独走
15 个月				独走稳、蹲着玩
18 个月				拉玩具车走、爬台阶
2 岁				跑步、跳
3 岁				双足交替上楼
4 岁				双足交替下楼，单足原地跳跃
5 岁				跳着走，翻跟斗

2. 粗大运动发育的影响因素

1）遗传因素

遗传性因素所致的染色体疾病、单基因疾病、多基因疾病，如 21– 三体综合征（又称唐氏综合征）、苯丙酮尿症、亨廷顿病等，均在不同程度上影响儿童的运动发育。也有部分儿童会有暂时性运动发育迟缓，家族中有类似的病史，随着年龄增长，最终会正常。

2）环境因素

由于不正确的教养方式、缺乏运动机会等，会造成粗大运动发育落后。如 1 岁左右的儿童，如果鞋底很滑或很硬，会影响学习走路；我国民间习惯将儿童的双手包裹起来，使得双手活动机会严重缺乏，这可能是我国儿童伸手抓物时间明显低于西方同龄儿童的重要原因。

3）智力发育障碍

智力发育障碍是一个常见的、备受关注的医学、心理、教育和社会问题。大多数智力发育障碍的儿童运动发育较正常儿童延迟，这可能与学习、建立和巩固运动功能及技巧迟缓有关，也与肌张力偏低有关。但患儿一般不存在异常姿势。

4）神经肌肉疾病

常表现为行走发育落后，有些疾病最终丧失运动能力。如进行性肌营养不良最先出现的异常是粗大运动发育落后；脊髓性肌萎缩症运动发育落后非常明显；良性先天性肌迟缓症会坐的时间往往不延迟，但会走的时间却相当晚。各类先天性代谢性疾病除有运动功能障碍外，都有特征性的临床表现和实验室检查结果。

5）脑损伤和脑发育障碍

影响运动发育最常见原因是脑损伤和脑发育障碍，如受孕前后与孕妇相关的环境、遗传因素及疾病相关；妊娠早期绒毛膜、羊膜及胎盘炎症；双胎等多种因素导致的胚胎发育早期中枢神经系统及其他器官的先天畸形，脑室周围白质营养不良等。除上述生物学因素外，社会经济条件差所致母亲营养不良，母亲年龄小，父母滥用毒品、药物，家庭暴力，运动伤害等社会因素也与脑损伤的发生相关。

6）其他疾病

脊柱裂、脑积水、骨关节疾病、四肢的先天畸形、重症癫痫等都会导致运动发育落后或运动功能障碍。

三、精细运动

精细运动（fine motor）能力是指个体主要凭借手及手指等部位的小肌或小肌群的运动，在感知觉、注意等心理活动的配合下完成特定任务的能力。儿童早期需完成取物、画画、写字、生活自理等许多活动，精细运动能力既是这些活动的重要基础，是评价儿童神经系统发育成熟度的重要指标之一，也是对儿童进行早期教育的基本依据。3 岁前是精细运动能力发育极为迅速的时期。

胎儿期肌肉组织发育较弱，出生后随儿童躯体和四肢活动增加才逐渐发育。婴儿肌张力较高，1～2 个月后才逐渐减退，肢体可自由伸屈放松。当儿童运动能力增强，会坐、爬、站、行、跑、跳后，肌肉组织发育加速，肌肉活动能力和耐力增强。学龄前幼儿已有一定负重能力，皮下脂肪变薄而肌肉发育显著加强。肌肉的发育与营养、运动密切相关，所以应保证儿童的营养供给，鼓励儿童开展体操、球类、游泳等运动锻炼。运动能促进肌肉发展，消耗体内脂肪，避免脂肪积累过多，可预防超重肥胖，使儿童变得灵活健壮。

1. 精细运动发育的顺序特点

精细运动发育的顺序如表 1–4 所示。

表 1–4　0～3 岁儿童精细运动发育顺序

序号	精细运动	关键年龄
1	紧握拳，触碰时可收缩	新生儿
2	可用手摸物体，触物后偶尔能抓住	3 个月
3	主动用手抓物	5 个月

续表

序号	精细运动	关键年龄
4	可用拇指及另外 2 个手指握物，且可将积木在双手间传递	7 个月
5	拇指能与其他手指相对	9 个月
6	能用拇指与食指捏较小的物体	12 个月
7	搭 2 ～ 3 块积木，全手握笔，自发乱画	15 个月
8	搭 3 ～ 4 块积木，几页几页翻书，用小线绳穿进大珠子或大扣子孔	18 个月
9	搭 6 ～ 7 块积木，模仿画垂直线	24 个月
10	搭 8 ～ 9 块积木，模仿画水平线和交叉线，会穿裤子、短袜和便鞋，能解开衣扣	30 个月
11	搭 9 ～ 10 块积木，能临摹“○”和“十”字；会穿珠子、系纽扣、向杯中倒水	36 个月

有学者提出了儿童整体运动发育顺序的口诀：“一抬二竖三支肘，四月扶坐五抓索；六月翻身七自坐，八九会立十爬摸；一岁学走会汤勺，二岁能跑三爬楼；四岁自能穿衣裳，五会跳跃七劳作。”这一运动发育口诀既包括粗大运动也包含精细动作的发育顺序。

2. 精细运动发育的影响因素

精细运动发育的影响因素一般包括性别、父母文化程度、抚养人、围生期危险因素、感觉刺激及视觉发育异常等。

（1）性别：女婴精细运动优于男婴，说明婴儿运动发育不但与脑的形态及功能发育有关，而且与脊髓和肌肉的发育等密切相关。

（2）父母文化程度：文化程度高的父母对子女的智力发育、运动发育特别重视，从小给予有序的、符合婴儿发育规律的运动刺激，提供适宜的活动场所，对婴儿精细运动能力发育、认知能力发育有很大的促进作用。

（3）抚养人：非父母抚养者（如祖父母），更多考虑的是婴儿的安全，如担心摔跤、异物吸入等意外伤害。祖父母心疼隔代人，往往剥夺了儿童运动和感知觉刺激机会，导致其运动发育水平偏低。

（4）围生期危险因素：如母亲孕期吸烟、酗酒、缺乏科学运动、情绪异常及早产等。

（5）感觉输入（刺激）：如搭积木、书写等，精细运动或手功能的发育以此为基础。

（6）视觉发育异常：如先天性白内障、屈光不正（近视、远视、斜视、散光）、后天性眼病及外伤等。许多眼病如斜视，可引发弱视及立体视觉异常。此外，行为因素如偏食、近距离用眼（观看手机时间太长）、用眼环境不佳等也会影响视觉发育。

拓展阅读

达尔文的《一个婴儿的传略》

查尔斯·罗伯特·达尔文（Charles Robert Darwin，1809—1882）（见图 1–7），英国生物学家，进化论的奠基者。《一个婴儿的传略》（1876 年）是达尔文根据自己对孩子的长期观察写成，是他将进化论和心理发展相结合的代表作。书中记录了婴儿的动作、表情、观念的发展等情况。例如，“我明显地看出，甚至在这个很早的期间里，用温暖柔和的手去触摸婴儿的面部，也会激起他吮吸的欲望来；应该把它看作是反射或者本能上的动作，因为我们不可能去相信，婴儿接触母亲的乳房而发生的经验和联合能这样迅速地想到行动”，它提示达尔文观察到了婴儿出生后第 7 天明显出现打喷嚏、打哈欠、伸懒腰、吮吸和叫喊等反射动作。

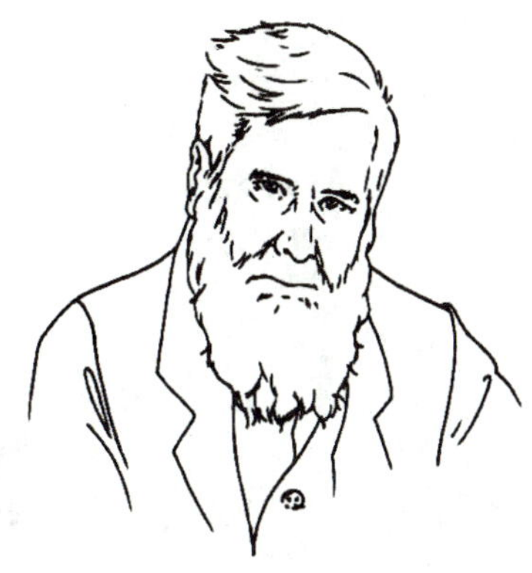

图 1–7　达尔文画像

【本章思考题】

（1）如何认识“运动”与“康复”的关系？

（2）运动康复与物理治疗、作业治疗、言语治疗有什么关系？

（3）什么是儿童运动康复的神经学基础？

（4）请论述伯恩斯坦“梯子”理论和菲兹运动学习阶段理论的异同。

（5）有 1 名 4 周岁男孩，体重 17 kg，身高 98 cm，头围 50 cm，胸围 53 cm。请问：该幼儿发育是否正常？

第二章 评估

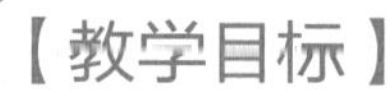

【教学目标】

➢ 师德养成目标：能够遵循特需儿童运动康复评估过程中的职业规范。

➢ 知识与能力目标：能够阐释 ICF 理论框架，能够在实践中初步应用运动康复评估基本方法（如儿童发育行为评估、运动功能评估、ADL 及 ICF 评估等）。

➢ 情感与意志目标：认同运动康复评估的重要意义。

【教学重点与难点】

➢ 教学重点：儿童发育行为评估；运动功能评估；ADL 评估；ICF 评估。

➢ 教学难点：运动功能生物力学评估方法。

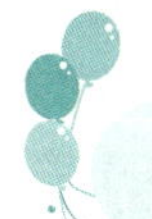

第一节　一般性检查与评估

一般性检查与评估包括一般性检查和整体发育评估。一般性检查是对儿童在运动康复治疗前的初步评估，包括现病史、既往史、家族史、身高和体重、胸围和头围、肌肉骨骼系统及孕妈、家庭情况等。整体发育评估是从整体上对儿童的发育情况进行系统评估，这里主要包括新生儿行为神经检查法和儿童发育行为评估量表两部分。

一、一般性检查

1. 主观资料

1）现病史

现病史是病史的主体部分，记述儿童发病的全过程，即发生、发展、演变和诊治过程，主要内容包括何时发病、损伤部位、就医机构、诊断与治疗过程、目前状况。一般格式为"首发症状情况，就诊于哪家医疗机构，做了何种检查，诊断结果是什么，医学处理怎样，处理后发生了何种变化，现在患者的具体情况"。同时，还需了解功能史，可以区分疾病所导致功能障碍的状况和类型，并确定其残存功能水平（如日常生活活动能力）。日常生活活动能力一般包括交流、进食、洗澡、如厕、穿衣和移动等内容。

2）既往史

既往史记录着儿童过去的疾病、外伤和健康状况。某些过去的疾病可能影响到目前的功能状况。对这些健康状况的识别能使运动康复人员更好地了解患者发病前的基础功能水平。既往史的记录应着重关注包括神经系统、心肺系统、肌肉骨骼系统等疾病的病史。记录一般按照时间顺序进行。

3）家族史

通过家族史可确定家族中的遗传性疾病，测定患者家庭人员（监护人）健康状况和其他家族成员的健康情况，这些对制定儿童的家庭康复训练计划非常重要。同时，儿童母亲的健康状况及孕产情况，如怀孕次数（gravidity）、胎次（parity，临床上 G2P1 表示怀孕 2 次分娩 1 次）、有否早产及是否存在分娩缺氧等都与儿童的健康密切相关，也是评估发育障碍的重要指标。

2. 客观资料

1）身高和体重

身高和体重是衡量人体发育和综合健康状况的基本指标，受遗传、性别、年龄、营养、运动及健康状况等因素的影响。

身高（长）是指身体的总高度（3 岁及以上）或总长度（3 岁以下），即头部、脊柱和下肢长的总和。一般，立位测量值比仰卧位小 1 ～ 2 cm。在一天中，人的身高也存在规律性变化，早晨起床时最高，傍晚时最低，成人可相差 2 cm 左右。儿童的身高生长有其自身的规律，其生长标准可参考 2009 年原卫生部发布的《中国 7 岁以下儿童生长发育参考标准》（简称“标准”），也可用表 2–1 中公式进行粗略估算。测量方法：被试者应脱鞋赤足，背靠立柱，使足跟、骶骨正中线和两肩胛骨连线中点三处与立柱贴紧，足尖分开成 60° ，立正姿势，将头调整到耳眼平面，直至测量完成。

表 2–1　儿童身高、体重估计公式

年龄	体重 / kg	年龄	身长（高）/ cm
出生	3.25	出生	50
3 ～ 12 月龄	[年龄（月）+9] / 2	3 ～ 12 月龄	60 ～ 75
1 ～ 6 岁	年龄（岁）× 2+8	2 ～ 6 岁	年龄（岁）× 7+75

体重即人体的重量，是描述人体横向发育的指标，它在很大程度上反映了儿童骨骼、肌肉、皮下脂肪及内脏器官等组织的综合发育状况。人的体重不仅受年龄、性别、季节的影响，也受生活条件、体育锻炼、健康状况、饮食习惯、社会文化等因素的影响。儿童的体重生长标准除了可参考“标准”外，也可用表 2–1 中公式进行粗略估算。根据我国 2015 年九市城区调查结果[①]，我国新生儿出生时男婴体重 3.38 ± 0.40 kg，女婴体重 3.26 ± 0.40 kg，接近 WHO 的参考值（男 3.3 kg，女 3.2 kg）。测量方法：立位测量时，被试者应站在称重计的秤台中央，不与其他物体接触，保持平稳，直至测量完成。若儿童无法站立，也可选择卧位或母抱、坐位等其他形式测量。

2）头围和胸围

头围反应脑和颅骨的发育情况，在 2 岁时测量最有意义，连续追踪测量更为重要。头围过大常见于脑积水、佝偻病；头围过小见于小头畸形；头围的生长标准如表 2–2 所示。测量方法：坐位或站立位或平卧位，用软卷尺齐双眉上缘，后经枕骨结节，对称环绕一周，如图 2–1 所示。

① 张亚钦，李辉. 2015 年中国九市七岁以下儿童体格发育调查 [J]. 中华儿科杂志，2018，56（3）：192–199.

表 2-2 儿童头围生长标准

年龄	实际头围 / cm	增长 / cm
出生	34	/
3 个月	40	6
12 个月	46	6
24 个月	48	2
5 岁	50	2

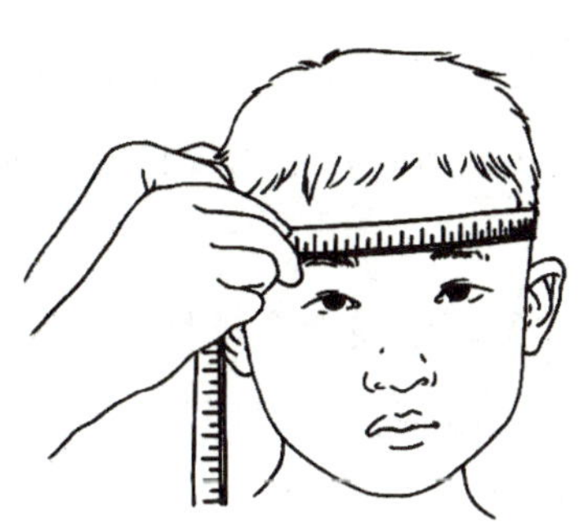

图 2-1 头围测量方法

胸围代表肺与胸廓的生长。出生时胸围 32 cm，略小于头围；1 岁左右约等于头围；1 岁至青春前期胸围应大于头围（胸围 = 头围 + 年龄 -1 cm）。1 岁左右头围和胸围的增长在生长曲线上形成交叉，此交叉时间与儿童营养、胸廓的生长发育有关；生长较差者交叉时间延后。测量方法：坐位或站立位，上肢在体侧自然下垂，通过胸中点和肩胛骨下角点，绕胸一周（见图 2-2）。

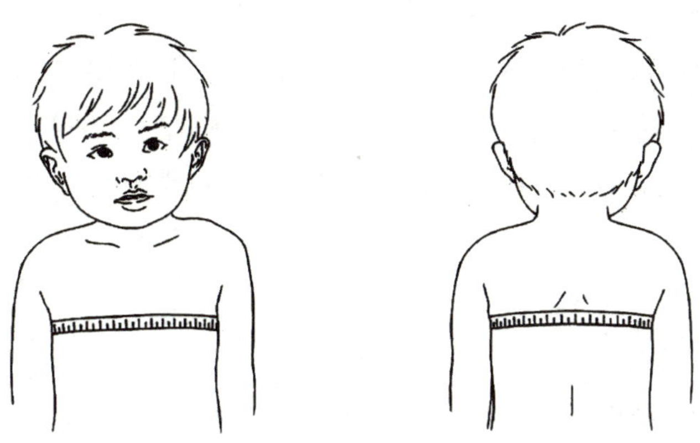

图 2-2 胸围测量方法

3）肌肉骨骼系统

运动康复中对肌肉骨骼系统的检查内容常有视诊、触诊、肌张力与关节活动度、肌力测定等。通过视诊了解儿童有无脊柱侧凸、关节畸形、下肢长度不对称等；通过触诊了解躯体器官的质地或畸形；在检测关节时需注意轴心、移动臂和固定臂的摆放；肌力检查的结果受很多因素的影响，如年龄、疼痛及对检查的配合程度等，下运动神经元疾病引起的运动丧失取决于病变的部位，上运动神经元疾病常导致肌痉挛，使得徒手肌力检查较为困难。

二、整体发育评估

1. 新生儿行为神经检查法

新生儿 20 项行为神经检查法（Neonatal Behavioral Neurological Assessment，NBNA）是我国鲍秀兰教授在美国 Breazelton 新生儿行为评估方法和法国 Amiel–Tison 新生儿神经运动测定方法的基础上建立的。

该项检查法是检测新先儿神经系统发育完整性的一种行之有效的方法，可以了解新生儿行为能力，并能及早发现轻微脑损伤，以便早期干预，防治伤残。它包括 5 个方面的内容：行为能力（6 项）、被动肌张力（4 项）、主动肌张力（4 项）、原始反射（3 项）和一般评估（3 项）共 20 项。每项评分为 3 个分度，即 0 分、1 分和 2 分；总分满分为 40 分，得分 35 分以下为异常。NBNA 适用于足月新生儿，早产儿孕周纠正至 40 周时进行评估，于生后 2 ～ 3 天、12 ～ 14 天、26 ～ 28 天 3 次测定，以一周内新生儿获 37 分以上为正常，37 分以下尤其在 2 周内不大于 37 分者需长期随访。NBNA 可作为围产高危因素对新生儿影响的检测手段。

NBNA 检查要求：要求在光线半暗、安静的环境中进行，应先将欲测试的新生儿放在上述环境中 30 min 后测试，在两次喂奶中间，睡眠状态开始。室温要求 24 ～ 28℃。全部检查应在 10 min 内完成。检查工具：手电筒 1 个（1 号电池两节）、长方形红色塑料盒 1 个、红球（直径 6 ～ 8 cm）1 个、秒表 1 个。检查人员需经过 2 周训练，每人至少检测过 20 个新生儿并经过鉴定合格，方可获得准确可靠的检测结果。具体检测项目如表 2–3 所示。

表 2–3　新生儿 20 项行为神经检查表

检查项目	操作方法	评分标准
第一部分：新生儿的行为能力，对外界环境和外界刺激的适应能力		
（1）对光的习惯形成	在睡眠状态下，重复用手电筒照射新生儿的眼睛，最多 12 次，观察和记录反应开始，减弱甚至消失的照射次数	0 分为不小于 11 次， 1 分微 7 ～ 10 次， 2 分不大于 6 次
（2）对格格声的习惯形成	睡眠状态，距其 25 ～ 28 cm 处。短暂而响亮地摇格格声盒。最多重复 12 次	观察评分同（1）

续表

检查项目	操作方法	评分标准
（3）非生物性听定向反应（对格格声反应）	安静觉醒状态下重复用柔和的格格声在新生儿视外（约 10 cm 处）连续轻轻地给予刺激，观察其头和眼睛转向声源的能力	0 分为头和眼球不转向声源； 1 分为头和眼球转向格格声，但转动小于 60° 角； 2 分为转向格格声不小于 60° 角
（4）生物性视、听定向反应（对说话人的脸反应）	在安静觉醒状态下，检查者和新生儿面对面，相距 20 cm，用柔和而高调的声音说话，从新生儿的中线位慢慢移向左右两侧，移动时连续发声，观察新生儿头和眼球追随检查者的脸和声音移动方向的能力	评分方法同（3）
（5）非生物视定向能力（对红球的反应）	检查者手持红球面对新生儿，相距 20 cm	观察评分同（3）
（6）安慰	是指哭闹新生儿对外界安慰的反应	0 分为哭闹经安慰不能停止； 1 分为哭吵停止非常困难； 2 分为较容易停止哭闹
第二部分：被动肌张力，在觉醒状态下检查，受检新生儿应处在正中位，以免引出不对称的错误检查结果		
（7）围巾征	检查者一手托住新生儿的颈部和头部，使保持正中半卧位姿势，将新生儿手拉向对侧肩部，观察肘关节和中线的关系	0 分为上肢环绕颈部； 1 分为新生儿肘部略过中线； 2 分为肘部未达或接近中线
（8）前臂回缩	只有新生儿上肢呈屈曲姿势时才进行，检查者用手拉直新生儿的双上肢然后松开使其弹回到原来的屈曲位。观察弹回的速度	0 分为无弹回； 1 分为弹回的速度慢（3 s 以上）或弱； 2 分为双上肢弹回活跃，并能重复进行
（9）下肢弹回	只有当髋关节呈屈曲位时才能检查，新生儿仰卧，检查者用双手牵拉新生儿双小腿使之尽量伸展，然后松开，观察弹回的速度	评分同（8）
（10）腘窝角	新生儿平卧，骨盆不能抬起，屈曲呈胸膝位，固定膝关节在腹部两侧，然后举起小腿测量腘窝的角度	0 分为 110°； 1 分为 110° ～ 90°； 2 分为不大于 90°
第三部分：主动肌张力		
（11）颈屈、伸肌的主动收缩（头竖立反应）	检查者抓住新生儿的肩部，检查从仰卧到坐位姿势观察颈部屈伸肌收缩将头抬起，记录坐直位时头竖立的秒数，可以重复测试 2 次	0 分为无反应或异常； 1 分为有头竖立动作即可； 2 分为头竖 1 ～ 2 s 及以上
（12）手握持	仰卧位，检查者的食指从尺侧插入其手掌，观察起抓握的情况	0 分为无抓握； 1 分为抓握力弱； 2 分非常容易抓握并能重复

续表

检查项目	操作方法	评分标准
（13）牵拉反应	在测试手握持得到有力抓握后，检查者抬自己的双食指约 30 cm（时刻准备用大拇指在必要时去抓握住新生儿的手）。一般新生儿屈曲自己的双上肢使其身体完全离开桌面	0 分为无反应； 1 分为提起部分身体； 2 分为提起全部身体
（14）支持反应	检查者用手抓握住新生儿的前胸，拇指和其他手指分别在两腋下，支持新生儿呈直立姿势，观察新生儿下肢和躯干是否主动收缩以支撑身体的重量，并维持几秒钟	0 分为无反应； 1 分为不完全或短暂直立时头不能竖立； 2 分为能有力地支撑全部身体，头竖立
第四部分：原始反射		
（15）自动踏步	新生儿躯干在直立位置或稍微往前倾，当足接触到硬的平面即可引出迈步动作。放置反应：直立位，使新生的足背碰到桌子边缘，该足有迈上桌子的动作	0 分为无反应； 1 分为引出困难； 2 分为好，可重复
（16）拥抱反射	新生儿呈仰卧位，检查者将小儿双手上提，使小儿颈部离开桌面约 2 ～ 3 cm，但小儿头仍后垂在桌面上，突然放下小儿双手，恢复其仰卧位。由于颈部位置的突然变动引出拥抱反射	0 分为无反应； 1 分为拥抱反射不完全，上臂仅伸展，无屈曲回收； 2 分为拥抱反射完全，上臂伸展后屈曲回收到胸前
（17）吸吮反射	将乳头或手指放在新生儿两唇间或口内，则引起吸吮动作。注意吸吮力、节律、与吞咽是否同步	0 分为无吸吮动作； 1 分为吸吮力弱； 2 分为吸吮力好和吞咽同步
第五部分：一般反应		
（18）觉醒度	在检查过程中能否觉醒和觉醒程度	0 分为昏迷 1 分为嗜睡； 2 分为觉醒好
（19）哭声	在检查过程中哭声情况	0 分为不会哭； 1 分为哭声微弱，过多或高调； 2 分为哭声正常
（20）活动度	在检查过程中观察新生儿活动情况	0 分为活动缺或过多； 1 分为活动减少或增多； 2 分为活动正常

2. 儿童发育行为评估量表

2017 年，原国家卫生和计划委员会（简称国家卫计委）发布的《0 ～ 6 岁儿童发育行为评估量表》[①]（Developmental scale for children aged 0–6 years）是适用于我国儿童发

① 中华人民共和国国家卫生和计划生育委员会 . 0 ～ 6 岁儿童发育行为评估量表 [S]. 2017.

育行为水平评估的权威诊断量表（见附录 1）。该量表包括大运动、精细动作、语言、适应能力和社会行为 5 个能区，用于测查儿童发育行为状况，评估其发育程度。其中，大运动能区指身体的姿势、头的平衡，以及坐、爬、立、走、跑、跳的能力；精细动作能区指使用手指的能力；语言能区指理解语言和语言的表达能力；适应能力能区指儿童对其周围自然环境和社会需要做出反应和适应的能力；社会行为能区指对周围人们的交往能力和生活自理能力。每个月龄组 8 ～ 10 个测查项目，共计 261 个测查项目。

1）测查程序

（1）计算实际月龄，首先根据被试者的测查日期和出生日期计算出被试者是几岁几月几日，再把岁和日换算为月，以月龄为单位，月龄保留一位小数；日换算成月为 30 天 =1.0 个月，岁换算成月为 1 岁 =12.0 个月。

（2）标记主测月龄，与实际月龄最接近的月龄段为主测月龄，在主测月龄前用△标记，主测月龄介于量表两个月龄段之间的，视较小月龄为主测月龄。早产儿也要按照实际月龄进行标记，无需矫正月龄。

（3）主测月龄为启动月龄，先测查主测月龄的项目，无论主测月龄的某一能区的项目是否通过，需分别向前和向后再测查 2 个月龄，共 5 个月龄的项目。向前测查该能区的连续 2 个月龄的项目均通过，则该能区的向前测查结束；若该能区向前连续 2 个月龄的项目有任何一项未通过，需继续往前测查，直到该能区向前的连续 2 个月龄的项目均通过为止。然后从主测月龄向后测连续 2 个月龄的项目，若向后测查的该能区的连续 2 个月龄的项目均不能通过，则该能区的向后测查结束；若该能区向后连续 2 个月龄的项目有任何一项通过，需继续往后测查，直到该能区向后的连续两个月龄的项目均不通过为止。

（4）测查通过的项目用○表示；不通过的项目用 × 表示。

（5）各能区计分，1 月龄～ 12 月龄，每个能区 1.0 分，若只有一个测查项目，则该测查项目为 1.0 分；若有两个测查项目则各为 0.5 分。15 月龄～ 36 月龄，每个能区 3.0 分，若只有一个测查项目，则该测查项目为 3.0 分；若有两个测查项目则各为 1.5 分。42 月龄～ 84 月龄，每个能区 6.0 分，若只有一个测查项目，则该测查项目为 6.0 分；若有两个测查项目则各为 3.0 分。

（6）计算智龄，把连续通过的测查项目读至最高分（连续两个月龄通过则不再往前继续测，默认前面的全部通过），不通过的项目不计算，通过的项目（含默认通过的项目）分数逐项加上，为该能区的智龄。将五个能区所得分数相加，再除以 5 就是总的智龄，保留一位小数。

（7）计算发育商，发育商（Development Quotient，DQ）= 智龄（运动龄）/ 实际年龄 ×100；发育商参考范围：大于 130 为优秀；110 ～ 129 为良好；80 ～ 109 为中等；70 ～ 79 为临界偏低；小于 70 为智力（运动）发育障碍。

2）测查要求

测查环境应安静，光线明亮，4 岁以下儿童允许一位家长陪伴，4 岁及以上的儿童如伴有发育落后、沟通不利或者测查不配合的情况可有家长陪同；主试者应严格按照操作方法和测查通过要求进行操作，避免被试儿童家长暗示、启发、诱导；主试者应熟记操作方法和测查通过要求；主试者的位置应正确，桌面应整洁，测查工具箱内的用具不应让被试儿童看到，用一件取一件，用完后放回。其他操作方法和测查通过要求请见《中华人民共和国卫生行业标准（WS/T 580–2017）》相关内容。

格赛尔和同卵双生子爬梯实验

阿诺德·格塞尔（Arnold Gesell，1880—1961），心理学、医学博士，美国著名心理学家。自 1911 年起，一直在耶鲁大学任教。他的同卵双生子爬梯实验（见图 2–3）是成熟理论的杰出代表。

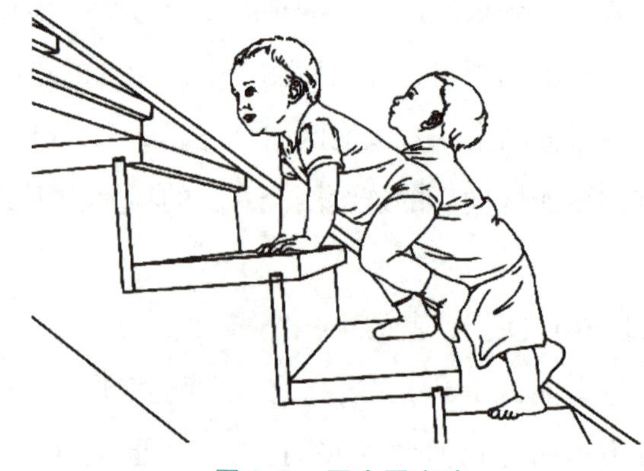

图 2–3　双生子实验

在这个实验中，格塞尔找来一对同卵双生子 A 和 B，A 从出生后第 48 周起接受爬梯及肌肉协调训练，每日练习 10 min，连续 6 周；B 则从出生后第 53 周开始，仅训练了 2 周，就赶上了 A 的水平。因此，他认为由于同卵双生子有相同的基因，在儿童生理成熟之前的早期训练对于最终的结果没有多大的作用，而一旦在生理上有了完成这种动作的准备，训练就能起到事半功倍的效果。在个体的发展过程中存在着一定的敏感期，在此期内有针对性地对儿童施教会收到良好的效果。

也有很多学者对格塞尔的成熟理论进行了批评。比如有人批评他夸大了生理成熟的作用，而忽视了儿童心理发展的其他条件。生理成熟仅仅是为儿童心理发展提供了一种可能性，如果缺乏环境和教育等外部条件，这种可能性是无法实现的。尽管他也提到了环境，但他把环境的影响放到一个不重要的位置。他要求教育机构、教育者、父母应遵守儿童的身心特点对儿童进行养育或施教，注意培养儿童个性，反对对儿童提出整齐划一的要求，这些无疑是有价值的。但他要求教育者消极地追随儿童，又贬低了教育、教师的主导作用。他的这些儿童思想与卢梭、蒙台梭利有相似之处，但对环境与教育更为忽视。

第二节 运动功能评估

运动功能评估是儿童运动康复评估的主体和进一步评估的基础，这里包括生物力学评估和标准量表评估。

一、生物力学评估

生物力学评估是运动康复评估的主要内容，也是儿童运动功能评估的重要组成部分和基础，包括肌张力、关节活动度、肌力、平衡功能、协调性及步态分析等。

1. 肌张力与关节活动度

肌张力（muscle tone）是指肌肉在静息状态下的一种不随意的、持续的、微小的收缩，是被动活动肢体或按压肌肉时所感觉到的阻力，常分为静止性肌张力、姿势性肌张力和运动性肌张力。肌张力产生于两种途径：一是正常人体骨骼肌受重力的作用，发生牵拉，刺激其梭内肌的螺旋感受器反射性地引起梭外肌轻度收缩，形成一定的肌张力；二是 γ 运动神经元在高位中枢的影响下（如随意运动时），有少量的冲动传到梭内肌，梭内肌收缩，刺激螺旋感受器并传到脊髓，通过 α 神经元及传出纤维使梭外肌收缩，产生一定的肌张力（运动性肌张力）。一定的肌张力是进行正常运动和生活的必备条件，起着维持身体姿势的重要作用，肌张力亢进或低下（异常）可导致机体不能维持正常的姿势。肌张力异常可造成运动中主动肌群和拮抗肌群的协调功能受到影响，从而导致运动模式异常，严重的可导致软组织挛缩、关节畸形等。

评估肌张力的方法有多种：静止时可观察肌肉的形态、触摸其硬度，若肌张力增高，则肌肉较硬、相对丰满；若肌张力低下，则肌肉较软、松弛平坦；也可通过观察儿童主动运动中的姿势、协调性、流畅性等来了解肌张力状况，若运动僵硬、无力、姿势异常、运动不顺畅，则儿童的肌张力可能存在异常。摆动检查是评估肌张力的常用方法：以一个关节为中心，主动肌和拮抗肌交互快速收缩，快速摆动，观察其摆动振幅的大小。肌张力低下时，摆动振幅增大；肌张力增高时，摆动振幅减小。

改良的 Ashworth 量表（Modified Ashworth Scale，MAS）作为肌张力评估量表也被广泛采用，对障碍程度的评估和预后预测有较好的临床应用价值。该量表将肌张力分为 0～4 级 6 个级别，通过徒手牵伸受试肌肉所感觉到的肌肉阻力来确定肌肉的肌张力，评估标准如表 2-4 所示。测试时，要求在大约 1 s 完成整个牵伸动作。使用该表时，一般以首次测量为准，这是由于持续拉伸同一肌群可能会降低该肌群的肌张力。

表 2-4　改良 Ashworth 分级法评估标准

级别	肌张力描述
0 级	无肌张力的增加
1 级	肌张力略微增加；受累部分被动屈伸时，在关节活动范围之末时呈现最小的阻力或出现突然卡住和释放
1 级	肌张力轻度增加；在关节活动范围后 50% 范围内出现突然卡住，然后在关节活动范围的后 50% 均呈现最小的阻力
2 级	肌张力较明显的增加；通过关节活动的大部分时，肌张力较明显的增加，但受累部分仍能较容易地被移动
3 级	肌张力严重增加，被动活动困难
4 级	僵直，受累部分被动活动时呈现僵直状态，不能活动

关节活动度（Range Of Motion，ROM）是指关节运动时所通过的运动弧或转动的角度。ROM 的大小在某种程度上也可反映肌张力的程度。ROM 异常的原因除了肌张力异常外，还有关节内因素，如结构异常、损伤、关节腔积液，以及关节外因素，如周围神经损伤、软组织损伤及粘连等，还受到年龄、性别及职业等因素的影响。在排除其他影响因素以后，若关节活动度范围明显小于正常值，可判定为肌张力增高；若关节活动度明显大于正常值，可判定为肌张力低下。1 岁以内婴儿可以通过关节活动夹角来判断肌张力（见表 2-5）。关节活动度还可进一步分为主动关节活动度（AROM）和被动关节活动度（PROM）。

表 2-5　小于 1 岁婴儿关节活动度正常范围

月龄	大腿内收角	腘窝角	足背屈角	足跟耳试验
1～3	40°～80°	80°～100°	60°～70°	80°～100°
4～6	70°～110°	90°～120°	60°～70°	90°～130°
7～9	100°～140°	110°～160°	60°～70°	120°～150°
10～12	130°～150°	150°～170°	60°～70°	140°～170°

2. 肌力

肌力（muscular strength）是指肌肉主动收缩时产生的力量（一般指最大力量）。脑性瘫痪儿童常有肌力减弱，通过肌力评估，可判断其功能障碍的范围和程度，了解运动康复效果。肌力评估可分为徒手和器械评估两类，同时还可按照肌肉收缩形式、评估的目标肌肉 / 部位等来区分。常用的儿童肌力评估方法有徒手肌力检测和握力计。

徒手肌力检测（Manual Muscle Test，MMT）是在特定的体位下，分别在减重力、抗重力和抗阻力的条件下完成标准动作，测试者通过触摸肌腹、观察肌肉的运动情况和关节的活动范围，以及克服阻力的能力，来确定肌力的大小。MMT 分为 0 ～ 5 级，评估在适当的体位、条件下做相应动作所达到的水平（见表 2–6）。

表 2–6　徒手肌力检测（MMT）

级别	肌力水平描述
5 级	能抗重力，抗充分阻力运动（全范围运动）
4 级	能抗重力，抗中等阻力运动
3 级	能抗重力做关节全范围运动，但不能抗阻力运动
2 级	在减重状态下能做关节全范围运动（或抗重力作部分范围运动）
1 级	有轻微肌肉收缩，但不能引起关节运动
0 级	无可测知的肌收缩

当肌力大于 3 级时可采用握力计等仪器进行测试，以握力指数评估肌力。测试时将把手调至适当宽度，上肢自然下垂，用力握 3 次，每次间隔 15 s，取最大值。握力指数 =[握力（kg）/ 体重（kg）] × 100，握力指数的正常值应大于 50。还可用捏力计进行捏力、对指和三指捏的标准捏力与持续捏力的测试，根据患儿最大捏力和耐力情况，评估精细运动能力。

3. 平衡功能与协调性

1）平衡功能

平衡（balance）是指身体重心偏离稳定位置时，通过自发的、无意识的或反射性的活动以恢复重心稳定的能力。儿童日常生活中的站立、步行及各种动作都须要有良好的姿势平衡控制能力。本体感觉、视觉和前庭觉这三个感觉系统在维持平衡过程中起着重要作用。当身体发生失衡时，三个感觉系统接收到的信息传到中枢神经系统进行综合分析，经锥体束发出随意运动的冲动指挥肌肉—骨骼系统调节身体的重心和稳定性，从而保持人体的姿势平衡。儿童的平衡功能或平衡反应多在立直反射出现不久（第六个月）即开始逐步出现和完善，并终生存在。儿童平衡反应的出现时间见第一章第三节相关内容（见表 1–2）。儿童平衡反应的发育水平检查方法主要在相应体位下，徒手从不同方向破坏儿童的身体平衡，观察其重新维持平衡的能力。

平衡功能可分为静态平衡和动态平衡。静态平衡的检查方法如单腿直立检查法，使受检者单腿直立，观察其睁、闭眼情况下维持平衡的时间长短，时间越长平衡功能越好。根据《0 ～ 6 岁儿童发育行为评估量表》，48 月龄和 54 月龄的幼儿分别可独足站立 5 s 和 10 s。动态平衡如步行试验，使受检者闭目步行，可闭目前进 5 步和后退 5 步，前庭功能不正常或偏瘫患儿前进时向患侧偏，后退时向健侧偏。此外，还可通过跪位、坐位等过程中的平衡反应进行评估。

2）协调性

协调性（coordination）是指人体产生平滑、准确、有控制运动的能力。协调功能障碍，又称共济失调（dystaxia），是指以笨拙的、不平衡的和不准确的运动为特点的异常运动。可以通过指鼻试验和跟—膝—胫试验等对上肢、下肢协调功能进行评估。指鼻试验要求患儿将前臂外旋、伸直，以示指触自己的鼻尖，先慢后快，先睁眼后闭眼，反复试验，根据其指鼻准确性判定协调能力。跟—膝—胫试验要求患儿仰卧，将一侧下肢抬起，用足跟碰触对侧膝盖，然后沿胫骨前缘直线下行。

4. 步态分析

步态（gait）是指人体步行时的姿势。步态分析是利用力学原理和人体解剖学等知识对人体行走状态进行对比分析的一种研究方法，研究患儿是否存在异常步态及其异常性质和功能障碍程度，为分析原因和矫正异常步态、制定康复训练方案提供依据。在步态分析前，需要先了解相关基本概念（参数），如图 2–4 所示。

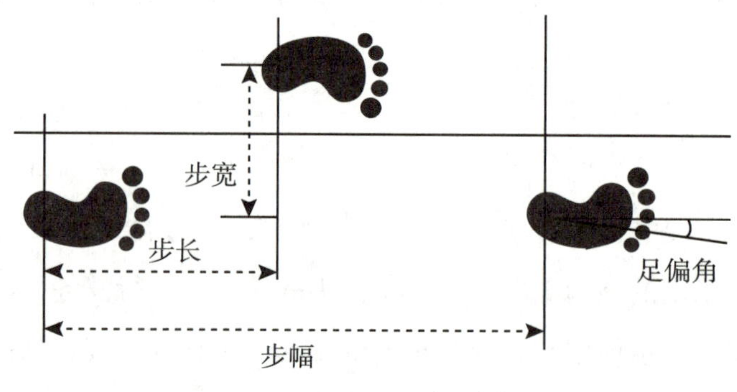

图 2–4　步态的基本参数

1）基本概念

（1）步长：行走时一侧足跟着地到紧接着的对侧足跟着地所行进的距离。

（2）步幅：行走时，由一侧足跟着地到该侧足跟再次着地所行进的距离。

（3）步宽：在行走中左、右两足间的距离，通常以足跟中点为测量参考点。

（4）足角（足偏角）：在行走中人体前进的方向与足的长轴所形成的夹角。

（5）步行周期：在行走时一侧足跟着地到该侧足跟再次着地的过程被称为一个步行周期。

（6）步行时相：行走中每个步行周期都包含着一系列典型姿位的转移。人们通常把这种典型姿位变化划分出一系列时段，称之为步态时相。一个步行周期包括支撑相和摆动相。

2）四项分析法

步行时相四期分析法（四项分析法）是步态分析的常用方法，即分析两个双支撑相、一个单支撑相和一个摆动相（见图 2–5）。正常人平地行走时左右对称，两个双支撑相所用时间大致相等，约占步行周期的 12% 时间；支撑相约占步行周期的 60% ～ 62% 时间，摆动相约占步行周期的 38% ～ 40% 时间。各时相的长短与步行速度直接相关。行走快时，双支撑相减少，跑步时双支撑相为“0”。当一侧下肢有疾患时，由于患肢往往不能负重，倾向于健肢负重，故患侧支撑相所占时间减少，健侧支撑相所占时间相对增加。

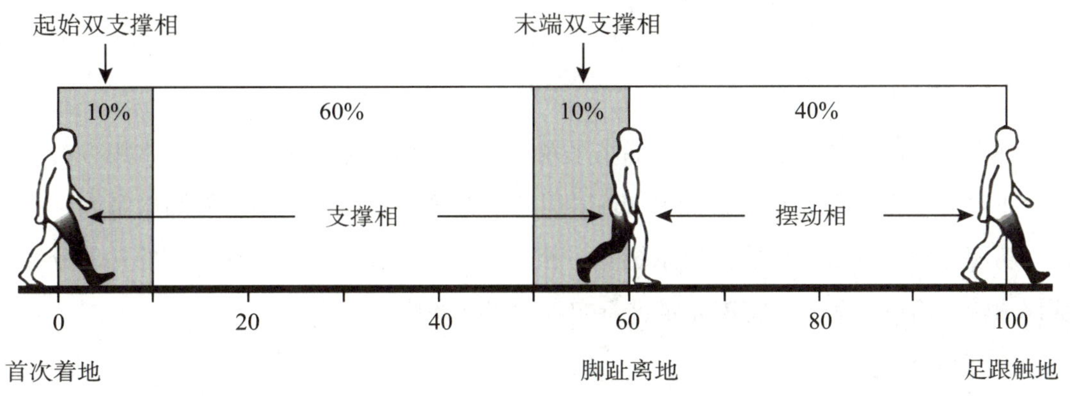

图 2–5　步行时相

检查者通过系统地对每一个关节或部位，即踝、膝、髋、骨盆及躯干等在步行周期的各个分期中的表现进行逐一分析，可以发现患者在步行中存在的各种异常（如足趾拖地、尖足、剪刀腿、蹲伏、划圈、膝关节内 / 外翻、膝关节抬高、躯干侧弯等）。观察顺序由远端至近端，即从足、踝关节开始观察，然后依次观察膝、髋、骨盆及躯干，并按步行周期中每个环节的发生顺序进行。例如，把首次着地作为评估的起点，首先观察矢状面（双侧都要观察），再从冠状面观察患者的行走特征。观察后，还要分别就患者在负重、单腿支撑，以及迈步几个环节中存在的主要问题进行归纳总结，以便进一步分析异常的原因。

3）常见脑瘫步态

（1）马蹄内翻足：行走时比目鱼肌、腓肠肌或胫骨后肌的不协调运动，使摆动相出现踝过度跖屈；因为跟腱挛缩或踝背屈肌无力，表现为支撑相多用足尖或足外侧缘着地，甚至用足背外侧着地行走。负重处出现胼胝和滑囊。步态稳定性差，能量消耗高。

（2）蹲位步态：由于腘绳肌痉挛，或髋屈肌痉挛、跖屈肌无力、跟腱痉挛等原因，患者支撑相髋内收和内旋，膝关节过度屈曲，同时足呈马蹄形，足趾外展；在摆动相中期屈膝减少、末期缺乏伸膝。能量消耗明显加大，稳定性差。

（3）剪刀步态：患者由于髋内收肌张力过高，双膝内侧常呈并拢状，行走时，双足尖（相对或分开）点地，交叉前行，呈剪刀状。摆动相缺乏屈膝、屈髋动作，支撑相足尖着地，支撑面小，行走时能量消耗大，稳定性差。

（4）舞蹈步态：为双下肢大关节的快速、无目的、不对称的运动，多见于四肢肌张力均增高的脑瘫患者，支撑相足内翻，踝缺乏背屈，足尖着地，身体不能保存平衡。摆动相双侧髋关节、膝关节屈曲困难。行走时，双上肢屈曲，不协调抖动，双下肢跳跃，呈舞蹈状。行走时能量消耗大，稳定性差。

二、标准量表评估

标准量表法是对儿童的运动功能水平及功能障碍情况进行系统评估的常用方法。本部分主要介绍常用于儿童人群的 Peabody 运动发育量表、粗大运动功能测试量表、粗大运动功能分级系统及手功能分级系统等；相对而言，粗大运动和精细动作的功能分级系统评估较为简单，适合对特需儿童进行初步的粗略评估。

1. Peabody 运动发育量表

Peabody 运动发育量表第 2 版（Peabody Developmental Motor Scale，PDMS-2）由美国发育评估与干预治疗专家制定，是适用于所有 0 ～ 72 个月儿童运动发育评估的优秀量表。[①] 该量表含两个相对独立的部分（粗大运动量表和精细运动量表），由 6 个亚测验组成，包括反射（8 项）、姿势（30 项）、移动（89 项）、实物操作（24 项）、抓握（26 项）和视觉—运动整合（72 项）等，共 249 项。PDMS-2 测试需要 45 ～ 60 min，单独进行粗大运动或精细运动测试需要 20 ～ 30 min。测试结果最终以粗大运动、精细运动和总运动等的发育商来表示。作为一种专门的运动发育量表，其评测项目的选择、操作方法、

① Folio M R，Fewell R R. Peabody运动发育量表[M]. 2版. 李明，黄真，译. 北京：北京大学医学出版社，2005：5-7.

评分标准等方面都有独到的优点。该量表是特别为残障儿童设计的，采用了将运动功能从低级到高级的分类方式，并考虑了各种运动障碍的特点，比如该量表可对两侧肢体的功能分别测验。因此，该量表不仅可用于运动发育迟缓评价，也适用于脑瘫的运动功能评价，并可用于儿童运动康复效果的评估。此外，该量表还配套有相应的运动训练方案，根据评测结果来确定训练目标和方案。运动训练方案详尽而又具体，体现了以家庭和患儿为中心的康复理念。

2. 粗大运动功能测试量表

粗大运动功能测试（Gross Motor Function Measure，GMFM）量表主要用于评价特需儿童的粗大运动功能，是国际上公认的脑瘫儿粗大运动功能测试工具，具有良好的信效度和反应度，能定量地反映脑瘫儿的粗大运动功能状况和变化。GMFM 量表虽为脑瘫儿设计，但也可应用于中枢系统神经损伤患者，唐氏综合征、发育性协调障碍等患儿。该量表由 Russell 创立，主要有 3 个版本，即 88 项 GMFM 量表（1989 年版本和 1993 年版本）、66 项 GMFM 量表（2002 年版本）。

目前，应用最广泛的是 88 项 GMFM 量表（1993 年版本），由 5 个能区组成：A 区卧位与翻身（17 项），B 区坐位（20 项），C 区爬和跪（14 项），D 区站立（13 项）和 E 区走跑跳（24 项，详见附录 2）。每项评估指标的评分 0 ～ 3 分，评估结果包括各个能区的原始分/百分比及总百分比。具体标准：0 分——动作还没有出现的迹象；1 分——动作开始出现，只完成整个动作的 10% 以下；2 分——部分动作完成，可以完成整个动作的 10% ～ 90%；3 分——整个动作可以全部完成。当无法确定分数时，按照较低的等级给分。评估结果：各能区百分比：能区原始分与各自总分相除，乘以 100%；总百分比：5 个能区原始分与各自总分相除，乘以 100% 之和除以 5；目标区分值百分比：选定目标能区原始分与各自总分相除，乘以 100% 之和再除以选定能区数。

卧位与翻身、坐、爬和跪功能区项目需在垫子上测试，站立、走、跑、跳功能区项目（52、60、61、62 等项除外）在地上测试。测试房间要求舒适，地板平整、坚固，画上间隔 20 cm、长 5 m 的 2 条直线，直径 60 cm 的圆圈，配备 1 m×2 m 的运动垫子、儿童感兴趣的玩具、大小凳子、平行杆、秒表、50 cm 长体操棒、足球、带栏杆的 5 个台阶等。一般测试需耗时 45 ～ 60 min，熟练情况下需 20 ～ 30 min；也可分多次进行，但要在 1 周内完成。由易到难，可指导和示范，每个项目可尝试 3 次。

3. 粗大运动功能分级系统

粗大运动功能分级系统（Gross Motor Function Classification System，GMFCS）是由 Palisano 等（1997 年）根据脑瘫儿运动功能随年龄变化的规律设计的一套分级系统，主要通过评价患儿在日常生活活动中坐位、体位转移和移动的能力，客观地反映粗大运动功能障碍对日常生活活动能力的影响。GMFCS 分 4 个年龄组，每个年龄组根据运动功能水平分 5 个级别（见表 2–7）。各级运动功能水平之间的区别是根据以下三个方面来判断的：①功能受到的限制；②是否需要辅助技术，包括移动辅助器具（如助行器、拐杖和手杖）和轮椅等；③活动质量降低程度。Ⅰ级包括了神经运动损伤的儿童，他们的功能受限较脑瘫引起的典型功能受限要少，在传统意义上会被诊断为“轻度脑功能障碍”或者“轻微脑瘫”。Ⅰ级和Ⅱ级之间的区别不像其他级别间那么明显，尤其是对于 2 岁以下儿童而言。对于各个级别的描述是概括性的，并不是描述某个儿童所有方面的运动功能。例如，一个偏瘫儿虽然不能够手膝爬行，但如果其他方面都符合级别Ⅰ的描述，就可以被归类到Ⅰ级。对每个年龄段功能水平及局限性的描述可作为指南，但不够全面，不作为标准。小于 2 岁的儿童如果是早产，就要使用他们的纠正年龄进行判断。

表 2–7　粗大运动功能分级系统（GMFCS）

年龄组	等级	运动功能概括性描述
小于 2 岁	Ⅰ	可以坐位转换，还能坐在地板上用双手玩东西。能用手和膝盖爬行，能拉着物体站起来并且扶着家具走几步。18 个月～ 2 岁的孩子可以不用任何辅助设施独立行走
	Ⅱ	孩子可以坐在地板上但需要用手支撑来维持身体的平衡，能贴着地面匍匐爬行或者用双手和膝盖爬行，有可能拉着物体站起来并且扶着家具走几步
	Ⅲ	需要在下背部有支撑的情况下维持坐姿。还能够翻身及用腹部贴着地面爬行
	Ⅳ	可以控制头部，但坐在地板上的时候躯干需要支撑，可以从俯卧翻成仰卧，也可能从仰卧翻成俯卧
	Ⅴ	生理上的损伤限制了其对自主运动的控制能力，在俯卧位和坐位时不能维持头部和躯干的抗重力姿势，只能在大人的帮助下翻身
2 ～ 4 岁	Ⅰ	可以坐在地板上双手玩东西。他们可以在没有大人的帮助下完成地板上坐位和站立位的姿势转换，把行走作为首选移动方式，并不需要任何助步器械的帮助
	Ⅱ	可以坐在地板上，但当双手拿物体的时候可能控制不了平衡，可以在没有大人帮助的情况下自如地坐位转换。可以拉着物体站在稳定的地方。可以用手和膝交替爬行，可以扶着家具慢慢移动，首选的移动方式是使用助步器行走
	Ⅲ	可以用“W”状的姿势独自维持坐姿（坐在屈曲内旋的臀部和膝之间），并可能需要在大人帮助下维持其他坐姿。腹爬或者手膝并用爬行是首选的自身移动的方式（但是常常不会双腿协调交替运动），能拉着物体爬起来站在稳定的地方并作短距离的移动，如果有助步器或者大人帮助掌握方向和转弯，可以在房间里短距离行走

续表

年龄组	等级	运动功能概括性描述
2～4岁	Ⅳ	能坐在椅子上，但需要依靠特制的椅子来控制躯干，从而解放双手。可以在大人的帮助下或者在有稳定的平面供他们用手推或拉的时候坐进椅子或离开椅子，顶多能在大人的监督下用助步器走一段很短的距离，但很难转身也很难在不平的平面上维持身体平衡。在公众场所不能独自行走。能在动力轮椅的帮助下自己活动
	Ⅴ	生理上的损伤限制了其对随意运动的控制，以及维持身体和头部抗重力姿势的能力，各方面的运动功能都受到限制，特殊器械和辅助技术并不能完全补偿其在坐和站能力上的功能限制，没有办法独立行动，需要转运。部分孩子能使用进一步改造后的电动轮椅进行活动
4～6岁	Ⅰ	可以在没有双手帮助的情况下坐上、离开或者坐在椅子上。可以在没有任何物体支撑的情况下从地板上或者从椅子上站起来，可以在室内室外走动，还能爬楼梯，正在发展跑和跳的能力
	Ⅱ	可以在双手玩东西的时候在椅子上坐稳，可以从地板上或者椅子上站起来，但是经常需要一个稳定的平面供他们的双手拉着或者推着。可以在室内没有任何助行器的帮助下行走，在室外的水平地面上也可以走上一小段距离，可以扶着扶手爬楼梯，但是不能跑和跳
	Ⅲ	可以坐在一般的椅子上，但是需要骨盆或躯干部位的支撑才能解放双手，在坐上和离开椅子的时候需要一个稳定的平面供他们双手拉着或者推着。他们能够在助行器的帮助下在水平地面上行走，在成人的帮助下可以上楼梯。但当长距离旅行时或者在室外不平的地面无法独自行走
	Ⅳ	可以坐在椅子上，但是需要特别的椅子来控制躯干平衡，从而尽量地解放双手，坐上或者离开椅子的时候，必须有大人的帮助，或在双手拉着或推着一个稳定平面的情况下才能完成，顶多能够在助行器的帮助和成人的监视下走上一小段距离，但是很难转身，也很难在不平的地面上维持平衡，不能在公共场合自己行走，应用电动轮椅的能可以自己活动
	Ⅴ	生理上的损伤限制了其对自主运动的控制，也限制了其维持头部和躯干抗重力姿势的能力，各方面的运动功能都受到了限制，即便使用了特殊器械和辅助技术，也不能完全补偿其在坐和站的功能上受到的限制，完全不能独立活动，部分孩子通过使用进一步改造过的电动轮椅可以进行自主活动

4. 手功能分级系统

手功能分级系统（Manual Ability Classification System for Children with Cerebral Palsy，MACS）是由瑞典学者 Eliasson 等于 2006 年发表的针对脑瘫儿童在日常生活中操作物品的能力进行分级的评估系统。MACS 旨在描述孩子在家庭、学校和社区中的日常表现，主要评估日常活动中的双手参与能力，并非单独评估某一只手的功能。MACS 参照 GMFCS 的分级方法，设有 5 个级别，Ⅰ级为功能最高级而Ⅴ级为功能最低级，适用于

4～18岁。国内外相关研究显示，该分级系统具有较好的信度，当前已被翻译成25国文字。

1）MACS具体分级

MACS具体分级如表2-8所示。

表2-8　手功能分级系统（MACS）

等级	手功能概括性描述
Ⅰ	能轻易成功地操作物品；最多只在手的操作速度和准确性（操作轻易性）上表现出能力受限，然而这些受限不会影响日常活动的独立性
Ⅱ	能操作大多数物品，但在完成质量和/或速度方面受到一定影响；在避免某些活动或完成某些活动时可能有一定难度；会采用另外的操作方式，但是手部能力通常不会限制日常生活的独立性
Ⅲ	操作物品困难；需要帮助准备和/或调整活动；操作速度慢，在质量或数量上能有限程度地成功完成；如果对活动进行准备或调整，仍能进行独立操作
Ⅳ	在调整的情况下，可以操作有限的简单物品；通过努力可以完成部分活动，但是完成的成功度有限，部分活动需要持续的支持和帮助和/或调整设备
Ⅴ	不能操作物品，进行简单活动的能力严重受限；完全需要辅助

2）不同等级的鉴别

（1）Ⅰ级和Ⅱ级之间的区别：Ⅰ级孩子在操作非常小、非常重或易碎物品时可能受限，这些操作需要仔细的精细运动控制或双手间的有效协调。在新的不熟悉的情况下也可能出现操作受限。Ⅱ级孩子能完成的操作几乎与Ⅰ级孩子一样，但是在操作时质量下降或速度较慢。双手之间的功能差异会影响操作的有效性。Ⅱ级孩子通常会尽量简单地操作物品，比如采用平面支持手部的操作方法，取代通过双手进行物品操作。

（2）Ⅱ级和Ⅲ级之间的区别：Ⅱ级孩子虽然在操作速度和质量上有所下降，但能操作大多数物品，Ⅲ级孩子由于伸手或操作物品能力受限，所以通常需要帮助他们做好活动准备和/或调整环境。他们不能进行某些活动，其独立性程度与周围环境的支持程度相关。

（3）Ⅲ级和Ⅳ级之间的区别：当预先做好环境安排，得到监护和充足的时间，Ⅲ级孩子能完成一些选择性的活动。Ⅳ级孩子在活动中需要持续帮助，最多能够有意义地参与某些活动的部分内容。

（4）Ⅳ级和Ⅴ级之间的区别：Ⅳ级孩子能完成某些活动的一部分，但是需要持续的帮助。Ⅴ级孩子最多在特殊的情况下参与某些简单的动作，如只能按简单按钮。

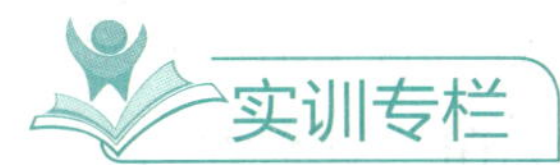

实训专栏

背后抓握测试

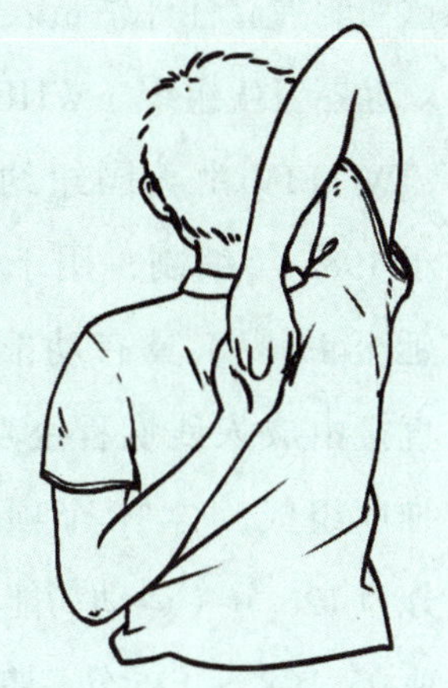

图 2-6　背后抓握测试

背后抓握测试是评估人体肩关节柔韧性的常用方法，也可作为评估功能障碍儿童肩关节活动度的粗略方法。操作方法如图 2-6 所示：儿童站立或坐位，把一只手放在同一侧的肩膀后面，手掌心朝向后背，手指伸直，尽量向下伸（肘部向上）；然后将另一只手放在背后，掌心向外，尽量向上伸出，尽可能使双手中指相互触摸或双手重叠。不要试图抓住手指拉扯；在测量前先试两次。测量两个中指重叠长度或中间的距离，精确到毫米。

得分为负数表示中指相差的距离；得分为正数表示中指重叠的距离。如果手指能相触（或重叠），表示您肩关节的主动关节活动度（或柔韧性）好；如果两个中指指尖尚有距离，表示您肩关节的主动关节活动度（或柔韧性）需要改善。注意：颈部、肩部有受伤或其他肩关节疾病，不应进行该项测试。

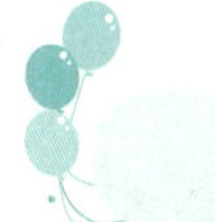

第三节　ADL 与 PedsQL 评估

日常生活活动能力（Activity of Daily Living，ADL）是儿童运动康复评估的重要内容，是反映运动康复干预效果和融合教育准入条件的主要指标。生存质量水平反映了儿童的生活福祉状态，是运动康复的最终目标，儿童生存质量自评式测定量表（PedsQL）是由 Varni 等于 1987 年开始研制目前国际上比较常用的儿童生存质量测定量表。

一、日常生活活动能力

ADL 是指一个人为了满足日常生活的需要每天所进行的必要活动的能力，这些活动包括进食、梳妆、洗漱、洗澡、如厕、穿衣等，也包括功能性移动，如翻身、从床上坐起、转移、行走、驱动轮椅、上下楼梯等。根据活动性质的不同可将 ADL 分成基本或躯体日常生活活动能力（Basic or Physical ADL，BADL or PADL）和工具性日常生活活动能力（Instrumental ADL，IADL）。儿童的日常生活活动能力主要评估 BADL，评估方法主要有 Barthel 指数、儿科残疾评估量表（Pediatric Evaluation of Disability Inventory，PEDI）、儿童功能独立性评估量表（functional independence measure for children，WeeFIM）等。其中，世界卫生组织（WHO）认为 WeeFIM 是具有较好应用前景的评估方法。[①]

WeeFIM 由美国纽约布法罗大学医疗康复数据系统的医生、护士和治疗师专家组于 1987 年编制，用于评估 6 个月龄到 18 岁或 21 岁（在残疾组儿童的专项测量中或延至 21 岁）具有功能或发育迟缓的儿童或 6 月龄～ 7 岁无障碍的儿童。WeeFIM 是直接由成人残疾程度功能独立性评估移植而来。WeeFIM 由运动功能和认知功能两个维度组成，含 18 个项目（见表 2–9）。所有 18 个项目分别从 1 ～ 7 给予计分，最高分为 126 分（运动功能评分 91 分，认知功能评分 35 分），最低分 18 分。126 分，完全独立；108 ～ 125 分，基本独立；90 ～ 107 分，有条件的独立或极轻度依赖；72 ～ 89 分，轻度依赖；54 ～ 71 分，中度依赖；36 ～ 53 分，重度依赖；19 ～ 35 分，极重度依赖；18 分，完全依赖。每个项目的计分依据，如表 2–10 所示。WeeFIM 结合社会生活能力量表[②]、米勒功能与参与量表（Miller Function and Participation Scales，M–FUN）[③]等可作为幼儿入托、入园、入学，以及在园时需要多大程度上得到教师等支持的重要依据。

表 2–9　儿童功能独立性评估量表（WeeFIM）

项目				评分	备注
运动功能	自理能力	1	进食		
		2	梳洗修饰		
		3	洗澡		
		4	穿裤子		
		5	穿上衣		
		6	上厕所		
	括约肌控制	7	膀胱管理（排尿）		
		8	直肠管理（排便）		

① World Health Organization. How to Use the ICF：A Practical Manual for Using the International Classification of Functioning，Disability and Health（ICF）[M]. Geneva：WHO，2013：97.

② 左启华，等 . 婴儿—初中学生社会生活能力量表 [M]. 北京：华夏出版社，2016.

③ Miller L J. Miller Function and Participation Scale[M]. San Antonio：Pearson，2006.

续表

项　目				评分	备注
运动功能	转移	9	床、椅、轮椅间		
		10	如厕		
		11	盆浴或淋浴		
	行走	12	步行 / 轮椅 / 爬行 / 三者		
		13	上下楼梯		
	运动功能评分				
认知功能	交流	14	理解（听觉 / 视觉 / 二者）		
		15	表达（言语 / 非言语 / 二者）		
	社会认知	16	社会交往		
		17	解决问题		
		18	记忆		
	认知功能评分				
WeeFIM 总分（运动 + 认知）					

表 2-10　WeeFIM 评分标准

分值	功能水平	水平描述
1. 独立：活动中不需他人帮助		
7 分	完全独立	构成活动的所有作业均能规范、完全地完成，不需修改和辅助设备或用品，并在合理的时间内完成
6 分	有条件的独立	具有下列一项或几项：活动中需要辅助设备；活动需要比正常长的时间；或有安全方面的考虑
2. 依赖：为了进行活动，患者需要另一个人予以监护或身体的接触性帮助，或者不进行活动		
（1）有条件的依赖——患者付出 50% 或更多的努力，其所需的辅助水平如下		
5 分	监护和准备	患者所需的帮助只限于备用、提示或劝告，帮助者和患者之间没有身体的接触或帮助者仅需要帮助准备必需用品；或帮助带上矫形器
4 分	少量身体接触的帮助	患者所需的帮助只限于轻轻接触，自己能付出 75% 或以上的努力。
3 分	中度身体接触的帮助	患者需要中度的帮助，自己能付出 50% ～ 75% 的努力
（2）完全依赖——患者需要一半以上的帮助或完全依赖他人，否则活动就不能进行		
2 分	大量身体接触的帮助	患者付出的努力小于 50%，但大于 25%
1 分	完全依赖	患者付出的努力小于 25%

二、儿童生存质量

生存质量（Quality Of Life，QOL）也称生活质量或生命质量，是评价生活优劣的概念。儿童生存质量测定量表（第四版）[The Pediatric Quality of Life Inventory Measurement Models （the fourth version），PedsQL 4.0] 适用于社区和学校的健康儿童（2 ～ 18 岁），也适合于患有各种急、慢性疾病、功能障碍的儿童，具有较好的信效度（量表各个方面的 Cronbach's α 系数介于 0.74 ～ 0.82 之间；验证性因子分析结果表明量表的内在结构与原量表构造基本一致）。① 该量表包含 23 个条目，分为四个方面：生理功能（8 个条目）、情感功能（5 个条目）、社会功能（5 个条目），角色（学校表现）功能（5 个条目）。PedsQL 4.0 的每个条目都是询问最近一个月内某一事情发生的频率，每个条目的回答选项分为 0 ～ 4 五个等级，由家长填写，见表 2-11。五个等级分别对应 100 分（0）、75 分（1）、50 分（2）、25 分（3）、0 分（4），各方面分数相加除以各 / 全量表条目数，分数越高表明生活质量越好。Varni 等人通过对 2 ～ 18 岁儿童的家长进行调查研究表明，健康儿童、患急性病症和患慢性病症儿童的总分分别为 83.00（14.79）、78.70（14.03）和 77.19（15.53）。② 卢奕云等人通过对 5 ～ 18 岁儿童家长调查显示，普通儿童和患白血病儿童的总分分别为 84.94（10.88）和 61.27（19.72）。③

表 2-11　PedsQL 4.0 普适性核心量表

条　　目	从来没有	几乎没有	有时有	经常有	一直有
1. 步行 200 m 以上有困难	0	1	2	3	4
2. 跑步有困难吗	0	1	2	3	4
3. 参加体育运动或锻炼有困难	0	1	2	3	4
4. 举大件物品有困难	0	1	2	3	4
5. 自己洗澡或沐浴有困难	0	1	2	3	4
6. 做家务有困难吗（例如收拾他 / 她的玩具）	0	1	2	3	4
7. 受伤或疼痛	0	1	2	3	4
8. 体力不佳	0	1	2	3	4
9. 感到害怕或恐惧	0	1	2	3	4
10. 感到悲伤或沮丧	0	1	2	3	4

① 卢奕云，田琪，郝元涛，等．儿童生存质量测定量表 PedsQL 4.0 中文版的信度和效度分析 [J]. 中山大学学报（医学科学版），2008（3）：328-331.

② Varni J W，Seid M，Kurtin P S. PedsQL 4.0：Reliability and validity of the Pediatric Quality of Life Inventory version 4.0 generic core scales in healthy and patient populations[J]. Medical Care，2001，39（8）：800-812.

③ 同①。

续表

条　　目	从来没有	几乎没有	有时有	经常有	一直有
11. 感到气愤	0	1	2	3	4
12. 睡眠不好	0	1	2	3	4
13. 担心有什么事将会发生在他 / 她身上	0	1	2	3	4
14. 与其他孩子相处有困难	0	1	2	3	4
15. 其他孩子不愿和他 / 她做朋友	0	1	2	3	4
16. 被其他孩子戏弄	0	1	2	3	4
17. 不能完成同龄儿童胜任的事	0	1	2	3	4
18. 游戏时跟不上其他孩子	0	1	2	3	4
19. 上课时注意力不集中	0	1	2	3	4
20. 丢三落四吗	0	1	2	3	4
21. 学校活动中跟不上其他同龄人	0	1	2	3	4
22. 因身体不适而缺课	0	1	2	3	4
23. 因必须去看病或住院而缺课吗	0	1	2	3	4

注：19～23 题不适用于未上学或未上幼儿园（含日托）的幼儿。

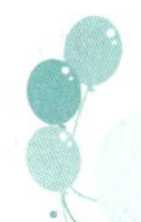

第四节　国际功能、残疾与健康分类

2001 年 5 月，WHO 正式发布了《国际功能、残疾与健康分类》（International Classification of Functioning，disability and health，ICF），使不同国家与学科间在功能、残疾和健康领域的评估与分类有了国际通用的理论架构和语言体系。[①]ICF 框架是康复工作的国际权威、标准范式，儿童运动康复的评估、干预训练、产出都要基于此来开展。

一、ICF 理论框架与编码

ICF 基于“生物—心理—社会”的现代医学模式（见图 2-7），为健康与功能障碍的理解提供了新框架。该模式认为，人体健康或功能障碍 / 疾病不仅仅指生理层面，也包括心理和社会适应等内容。一个人身体生理性检查没有问题，但若郁郁寡欢或总是烟

① World Health Organization. How to use the ICF：A practical manual for using the International Classification of Functioning，Disability and Health（ICF）[M]. Geneva：WHO，2013：5.

酒不离身，久而久之也会生病。如今，很多职场人看似没有医学意义上的疾病，但大多处于一种亚健康状态。再如幼儿，若总是每天长时间在手机屏幕上观看动画，其远视储备就会很快消耗殆尽，近视也会早早随之而来。因此，在我们考虑评估或训练功能障碍儿童时，除了要考虑其身体物理层面的状况外，还有分析其心理、社会—文化层面的因素。

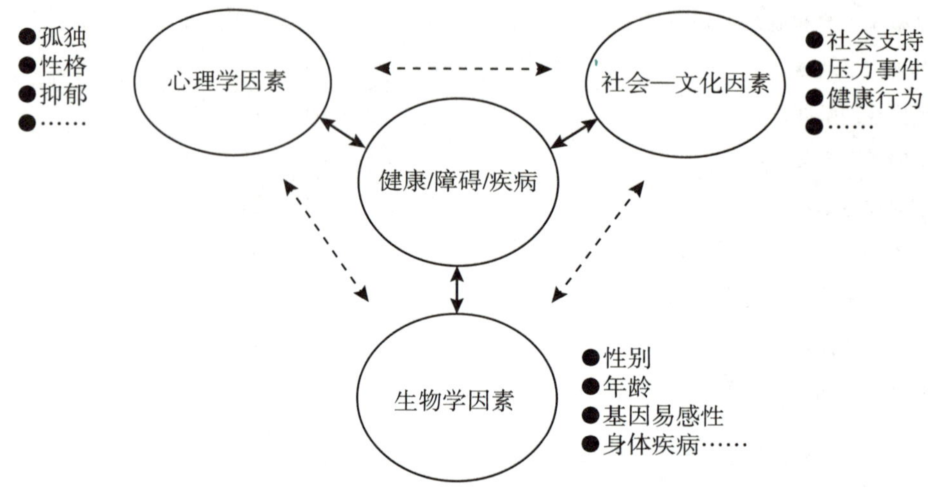

图 2-7 “生物—心理—社会”医学模式

ICF 理论认为，功能包括身体结构、身体功能、活动及参与能力等不同层面，它表示个体和个体所处的背景性因素之间发生交互作用的积极方面。这种交互作用是动态和双向的，其中一种成分的变化可能影响其他成分（见图 2-8）。背景性因素包括个人因素和环境因素，背景性因素可以成为障碍，产生或加重功能障碍的严重性；或者是有利因素，改善甚至是消除功能障碍。功能障碍是指身体结构 / 功能损伤、活动与参与能力受限，它表示个体和个体所处的背景之间发生交互作用的消极方面。

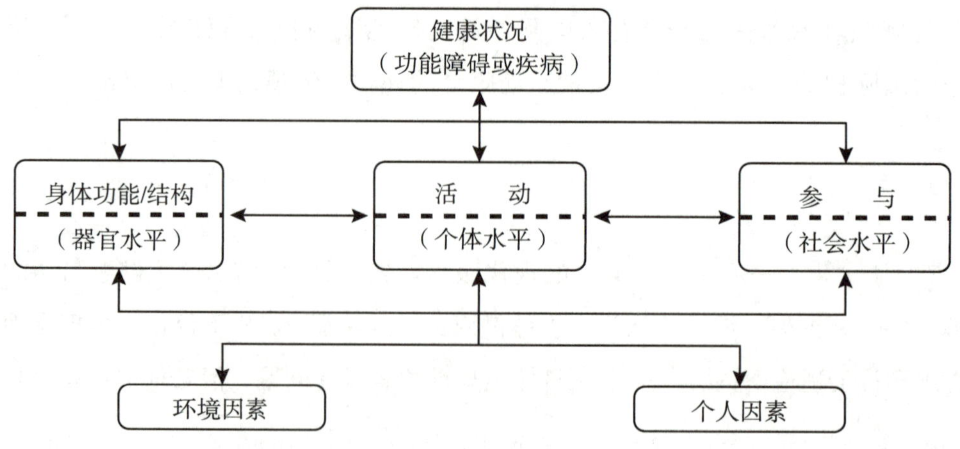

图 2-8 ICF 各构成之间的相互关系

ICF 分类以等级形式排列，包括两个部分：功能和功能障碍、背景性因素。ICF 类目使用字母进行编码，字母 b、s、d 和 e，分别代表身体功能、身体结构、活动和参与，以及环境因素领域，字母后面的是编码数字，如 d5 是自理，d530 是如厕。可以用限定值对 ICF 类目某种问题、有利因素或障碍因素的严重程度进行量化，具体如表 2-12 所示。限定值在小数点后使用一位、二位或多位数进行编码，任何编码均应伴有至少一个限定值，没有限定值的编码是没有实际意义的。

表 2-12　ICF 限定值度量表

限定值	身体功能	身体结构			活动与参与局限		情景性因素	
		一级（损伤程度）	二级（变化的性质）	三级（指出部位）	一级活动受限程度	二级（无辅助时参与局限程度）	障碍因素	有利因素
0	无残疾	没有损伤	结构没有改变	多于一个部位	无困难	无困难	无	无
1	轻度残疾	轻度损伤	完全缺失	右侧	轻度困难	轻度困难	轻度	轻度
2	中度残疾	中度损伤	部分缺失	左侧	中度困难	中度困难	中度	中度
3	严重损伤	重度损伤	附属部位	两侧	重度困难	重度困难	重度	充分
4	完全损伤	完全损伤	异常维度	前端	完全困难	完全困难	完全	完全
5	/	/	不连贯性	后端	/	/	/	/
6	/	/	偏离位置	近端	/	/	/	/
7	/	/	结构性质改变（包括积液）	远端	/	/	/	/
8	未特指	未特指	未特指	未特指	未特指	未特指	/	/
9	不适用	不适用	不适用	不适用	不适用	不适用	/	/

二、脑瘫 ICF-CY 核心组合

为了弥补 ICF 在儿童青少年功能与健康分类中的不足，WHO 于 2007 年颁布了《国际功能、残疾与健康分类（儿童与青少年版）》（ICF-CY）。我国学者于 2013 年完成了国际中文版的翻译和标准化工作。ICF-CY 包含 1685 个类目，但由于其涵盖众多，内容复杂，限制了其在临床上的大范围应用。脑瘫 ICF-CY 核心分类组合是首个基于 ICF 的脑瘫儿童评估工具，使不同领域的临床评估标准化。脑瘫 ICF-CY 核心分类组合共有 5 个，其中之一是小于 6 岁年龄组的简明版（31 个类目），如表 2-13 所示。

表 2-13　脑瘫 ICF-CY 核心分类组合简明版（小于 6 岁年龄组）

领域	类目
身体结构（1 个）	s110 脑的结构
身体功能（9 个）	b117 智力功能
	b134 睡眠功能
	b167 语言精神功能
	b210 视功能
	b230 听功能
	b280 痛觉
	b710 关节活动功能
	b735 肌张力功能
	b760 随意运动控制功能
活动和参与（11 个）	d133 习得语言
	d155 掌握技能
	d415 保持一种身体姿势
	d440 精巧手的使用
	d450 步行
	d460 在不同地点到处移动
	d530 如厕
	d550 吃
	d710 基本人际交往
	d760 家庭人际关系
	d880 参与游戏
背景性因素（10 个）	e115 个人日常生活用的产品和技术
	e120 个人室内外移动和运输用的产品和技术
	e125 通信用的产品和技术
	e150 公共建筑用的设计、建设和建筑产品和技术
	e310 直系亲属家庭
	e320 朋友
	e355 卫生专业人员
	e410 直系亲属家庭成员的个人态度
	e460 社会的态度
	e580 卫生的服务、体制和政策

三、ICF 在教育或儿童发展中的应用

WHO 认为，ICF 理念在教育系统或运动康复场景下的应用具有诸多意义。[①] ① ICF 能够通过关注学习和发展领域等环境信息来增强对健康状况和残损的描述；② ICF 不仅提供了连接基于残疾和基于课程的信息以及临床和教育信息的桥梁，也提供了一个评估卫生、发展、课程和社会动力学的通用语言，同时还可为促进跨部门和环境的沟通和协调提供支持工具和程序；③ ICF 可以作为开发儿童全面参与教育的测量指标的框架；④ ICF 可以为评估学生和他们的环境之间的互动表现提供支持；⑤ ICF 也可以用来识别参与差距和制定功能目标；⑥通过支持不同来源、场景和视角的评估信息整合，ICF 为目标设定奠定了基础；⑦ ICF 可用于建构教育情景下干预措施效率和效果的评估。

1．ICF 教育扩展模型

虽然国家法规与伦理要求教育要无条件接纳儿童并付出最大努力，但是受制于资源条件等限制，我们必须有所侧重，有时还不得不做出艰难的抉择。Hollenweger 认为，关于在儿童教育方面需投入多大精力的重要影响因素是儿童可能可以从教育中获得多大收益。[②] 他们认为，儿童现在的参与是对未来的映射，并要与一个负责任的、快乐的、健康的及具有技能和竞争力的公民愿景进行比较。在教育系统中用于教育资格筛选目的的残疾定义应考虑到这些问题。这些将决定教育及康复工作者到底需要付出多大努力去帮助儿童实现行为和课程期望。因此，在教育领域，需要对原有 ICF 模式进行扩展，以实现这些设想的目标。图 2–9 所示模型是对现有 ICF 模式的教育拓展，通过基于 ICF 框架的儿童能力现状评估（功能障碍程度与康复潜能），以培养具有竞争力、能力的公民为愿景，通过调节教育方法、规定与服务等环境因素，并基于此与儿童产生积极互动，从而达成教育与发展儿童的目标。

① World Health Organization. How to use the ICF：A practical manual for using the International Classification of Functioning，Disability and Health（ICF）[M]. Geneva：WHO，2013：94–102.

② Hollenweger J. Development of an ICF–based eligibility procedure for education in Switzerland[J]. BMC Public Health，2011，11：1–8.

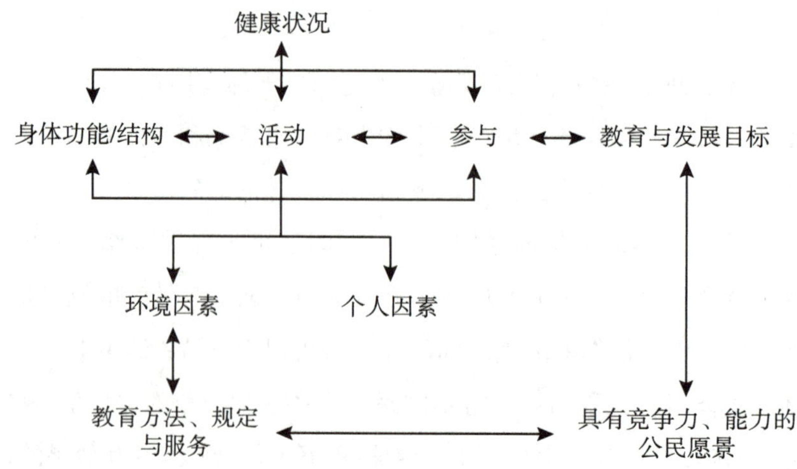

图 2–9　基于 ICF 的教育扩展模型[①]

2. 基于 ICF 的儿童发展“6F”模型

针对功能障碍儿童的教育与发展问题，Rosenbaum 等人基于 ICF 框架也提出了“6F”分析与实践模型，即体适能（fitness）、功能（function）、朋友（friends）、家庭（family）、乐趣（fun）及未来（future），如图 2–10 所示。[①] 在体适能方面，主要是指要保持身体活动的积极性，具有较好的身体活力；在功能层面，主要是指重点在于要做什么、能做什么，而不是如何去做；在社会参与层面，主要是指儿童与小伙伴建立友情，获得社会支持对于健康很重要；在环境因素方面，特别突出了家庭因素是儿童发展的关键环境因素；在个人层面，主要是指儿童在活动中要充分投入并体验到乐趣；此外，认为父母、孩子自己对未来的期望或梦想对儿童发展也具有重要作用。父母对孩子未来的期望也可以归类于家庭环境因素。适宜的父母对自己孩子的期望与鼓励为儿童发展构建了其努力方向与目标。这种期望本身要恰当，同时要通过合适的途径使之内化于儿童，成为儿童自身主动追求的目标。父母的期望（环境因素）要与儿童的能力现状与兴趣（个人因素）相结合，才能起到事半功倍的效果。因此，ICF 理念为儿童运动康复及其发展教育提供了一个非常好的理论框架与实践模式。

① Rosenbaum P，Gorter J W. The “F - words” in childhood disability：I swear this is how we should think[J]. Child：Care，Health and Development，2012，38（4）：457–463.

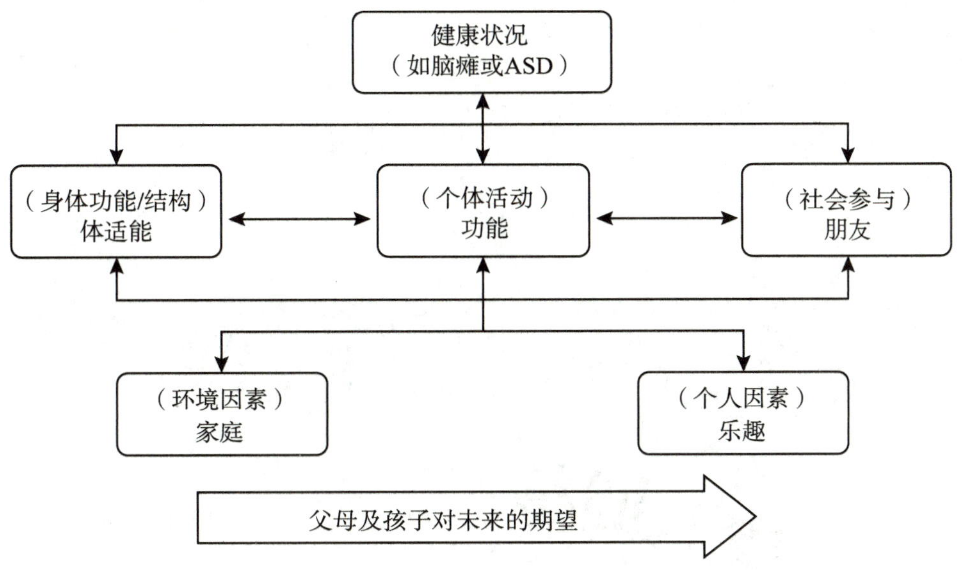

图 2-10 基于 ICF 的儿童发展“6F”模型[①]

【本章思考题】

（1）请简述儿童头围测量的意义及与胸围的关系。

（2）《0～6 岁儿童发育行为评估量表》包括哪五个能区？

（3）粗大运动功能分级系统（GMFCS）不同等级判定的依据是什么？

（4）简要介绍儿童肌张力、平衡功能的评估方法。

（5）试着应用 WeeFIM 评估工具对某名 3 岁特需儿童进行评估。

（6）基于 ICF 理论框架评估某名 3 岁特需儿童的功能水平及讨论运动康复干预重点。

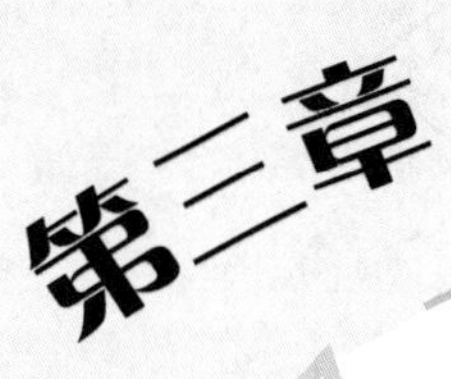
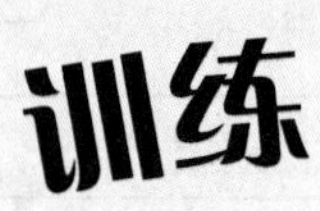

第三章 训练

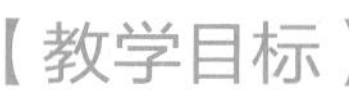

【教学目标】

➢ 师德养成目标：能够遵循特需儿童运动康复训练基本原则。

➢ 知识与能力目标：能够初步应用生物力学训练、感觉统合训练及适应性体育方法，能够初步阐释引导式教育法、其他实用训练法。

➢ 情感与意志目标：认同运动康复训练的意义，对其产生积极态度。

【教学重点与难点】

➢ 教学重点：生物力学训练、感觉统合训练和适应性体育方法。

➢ 教学难点：生物力学训练、适应性体育方法。

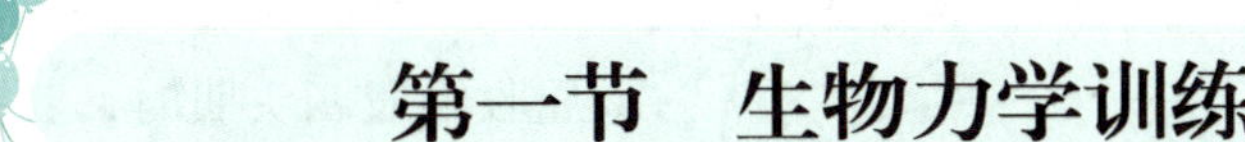

第一节　生物力学训练

生物力学训练技术（biomechanical training technique）是运动康复的传统核心技术，是儿童运动康复的基础性技术。本节主要介绍牵伸技术、关节活动度训练、肌力与肌耐力训练、平衡功能训练、协调性训练及健康体适能等。

一、牵伸技术与 ROM 训练

1. 牵伸技术

牵伸技术（stretching technique）是指运用外力（人工或机械）牵伸、延长短缩或挛缩的组织，做轻微超过软组织阻力和关节活动范围的运动。目的是降低肌张力和增加关节周围软组织的伸展性，防止发生不可逆的软组织挛缩，预防或减少人体在活动时出现损伤。

1）基本理论

牵伸技术的理论基础主要有牵张反射和交互抑制。牵张反射（stretch reflex）是指由神经支配的骨骼肌受到外力牵拉时，引起受牵拉的肌肉收缩的反射活动。例如，敲击膝腱致快速牵拉股四头肌（刺激肌梭）引起反射活动就是一种典型的牵张反射（见图 3–1）。该反射受肌梭和高尔基腱器的控制和调节。肌梭平行于梭外肌纤维，而高尔基腱器位于肌纤维相邻的肌腱上。肌梭的作用是侦测肌肉长度的变化（特别是拉长速度的改变），其反射能使肌肉收缩；而高尔基腱器是侦测肌张力的增高，其反射可抑制收缩并使肌肉松弛，称为腱反射或逆牵张反射。缓慢拉伸肌肉可抑制肌梭作用，增加肌肉张力可激活高尔基腱器的松弛效应。肌肉的逆牵张反射可以避免一块肌肉被过快、过长地牵伸，从而保护关节、避免损伤发生。

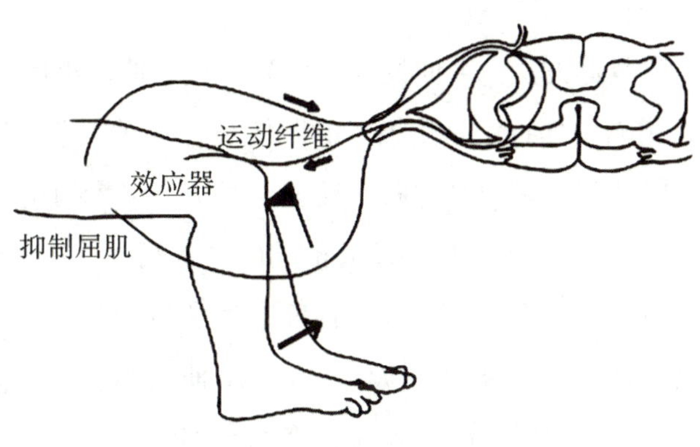

图 3–1　牵张反射示意

交互抑制（reciprocal inhibition）是指当支配一肌肉的运动神经元受到传入冲动的兴奋，而支配其拮抗肌的神经元则受到这种冲动的抑制，此种生理活动现象称为交互抑制。例如，主动坐位体前屈收缩股四头肌时，其拮抗肌即大腿后群肌就会相应地受到抑制，（见图 3–2）。交互抑制是肌梭调节的反射弧。若这个反射弧功能出现问题，主动肌和拮抗肌就会同时收缩、相互竞争，关节的活动能力就会下降，动作会变得困难。

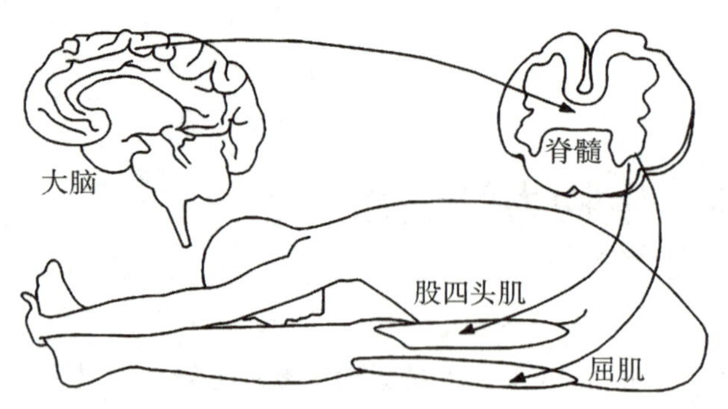

图 3–2　交互抑制示意

2）适应证与禁忌证

适应证：软组织挛缩、粘连或瘢痕形成，引起肌肉、结蹄组织和皮肤短缩，造成活动功能受限；预防由于固定、制动、废用造成的肌力减弱和相应组织短缩等引起畸形的发生；运动锻炼前后作为热身和放松的一部分，预防软组织损伤，减轻肌肉酸痛。

禁忌证：严重的骨质疏松；骨性限制关节活动；神经损伤或神经吻合术后 1 个月内；关节内或关节周围组织有炎症、结核、感染等，特别是在急性期；关节活动或肌肉被拉长时剧痛；新近发生骨折、肌肉或韧带损伤，组织内有血肿或其他创伤体征存在。

3）原则与方法

牵伸需遵循 3S 原则，即缓慢（slowly）、牵拉（stretch）和保持（sustain）。缓慢以不至刺激肌梭，保持以刺激腱器官、产生松弛效应，使得牵伸成为可能，也不易受伤。

具体方法：牵伸技术可分为手法牵伸、机械（电动）牵伸、自我牵伸和易化牵伸等。易化[①]牵伸技术是指患者的肢体被动置于关节受限处，主动肌做等长抗阻收缩（可与治疗师徒手力量相等方向相反进行对抗，最大力量的 80% 以上），保持 6 ～ 10 s，然后放松 3 ～ 5 s，再进行主动或被动的肢体活动。[②]牵伸过程应根据具体目的选择最有效的牵伸方法，并向患儿及家长解释牵伸的目的与步骤，取得配合。患儿应尽量保持在舒适放松的体位，被牵伸部位处于易于牵伸的体位。牵伸力量的方向应与肌肉紧张或挛缩的方向相反。先固定关节近端，牵伸远端，以增加肌肉长度和关节活动范围。一般性牵伸，持续时间为每次 10 ～ 15 s，也可达 30 ～ 60 s，每两次之间要休息 30 s 左右。

---

① 易化（facilitation）是指神经元兴奋性升高的现象，兴奋从一细胞向另一细胞传递。

② 罗伯特·麦卡蒂，杰夫·沙兰德．易化牵伸术 [M]. 矫玮译审．北京：人民体育出版社，2010：13–16.

2. ROM 训练

ROM 训练技术是指采取主动、助力或被动运动的方法，以预防和改善关节活动受限，恢复关节活动功能的运动康复技术，分徒手训练和器械训练。

ROM 训练可分为主动关节活动（如各种徒手体操）、主动—助力关节活动（如自我操控滑轮练习）和被动关节活动（如人力或机械力等）三种类型。一般训练从易到难依次为被动运动、主动—助力运动到主动（抗阻）运动。

操作方法与步骤：患儿取舒适、放松体位，肢体充分放松；固定肢体近端，避免替代运动；动作缓慢、平稳、有节律，避免冲击性运动，以免引起牵张反射；操作在无痛范围内进行，循序渐进，可出现轻微的疼痛，但不应引起反射性痉挛或训练后持续疼痛；从单关节开始，逐渐过渡到多关节；不仅有单方向，还应有多方向。按病情确定运动顺序，由近端到远端（如肩到肘）的顺序有利于瘫痪肌的恢复；由远端到近端（足到膝）的顺序有利于促进肢体血液和淋巴回流。动作重复 10 ～ 30 次 / 组，2 ～ 3 组 / 天。

二、肌力与肌耐力训练

肌肉力量训练（muscular strength training）是指通过主动运动或被动运动方式，采用不同的肌肉收缩形式恢复或增强患儿肌肉力量的训练技术。肌力训练具有防治各种肌萎缩、促进神经系统损害后肌力恢复以及矫治关节畸形、维持关节稳定等重要意义。肌力训练的理论基础是“超量恢复”或适应性规律，即肌肉在适当练习后，可使肌肉产生适度疲劳，经休息后，肌肉的活动能力将达到超量恢复阶段。若在超量恢复阶段进行下一次练习，可保持超量恢复不消退，并逐步积累，可使肌肉肥大，肌力增强或肌耐力提升。

1. 原则与禁忌证

肌力训练的原则包括抗阻训练原则、适度疲劳原则和超量负荷原则。肌力训练时要给予一定的阻力且应是渐增的，研究表明渐增抗阻练习是较高效的力量训练模式；训练后需有一定的疲劳度，但要适度，过度疲劳不易恢复，甚至有害身体健康；训练负荷要超出日常生活活动水平，负荷水平应基于目标肌肉力量水平及训练目的而确定。

训练禁忌证：全身有严重感染或高热患儿；严重的心脏病患儿；皮肌炎、肌炎发作期、严重肌病患儿，不宜进行高强度或抗阻训练；存在活动性出血，肌肉训练可能加重出血；骨折后石膏固定、骨折端尚未形成牢固骨痂时，不宜进行等张肌力训练等。

2. 基本方法

按照不同靶肌肌力大小可分为传递神经冲动训练、主动—助力训练、主动训练、抗阻训练和渐增抗阻训练等，如表 3-1 所示。

表 3–1 肌力训练方法

肌力	方法选择
0 级	电刺激、传递神经冲动的训练
1 级	肌肉电刺激、生物肌电反馈、主动—助力训练
2 级	免负荷主动运动
3 级	主动抗部分重力运动、主动抗轻微阻力运动
4 级	抗阻训练
5 级	抗阻训练、渐增抗阻训练

按照肌肉收缩的方式，可分为等长运动、等张运动和等速运动。举哑铃由于哑铃重量恒定，所以是等张收缩，平板支撑肌肉长度不变属于等长收缩。等速收缩运动需要专门仪器，多用于运动员专项训练，在一般性儿童康复训练中较少采用。根据肌纤维长度变化的方向不同，又可分为向心性收缩和离心性收缩，分别如手持哑铃屈臂和伸臂。

按照不同训练目的可分为增强肌肉力量训练和增强肌肉耐力训练。肌肉训练的强度、频度和肌纤维募集、训练效果存在密切关系。大强度、少重复的肌力训练募集的是Ⅱ型肌纤维（即快肌纤维，可分为Ⅱ a 型肌纤维和Ⅱ b 型肌纤维），增强肌力为主；而小强度、多重复的肌力训练募集的是Ⅰ型纤维（慢肌纤维），增强肌肉耐力为主。

3. 核心稳定性训练

核心稳定性（core stability）是指人体核心部位（腰椎—骨盆—髋关节或整个躯干）的稳定程度。身体核心部位在运动中有三个主要功能：产生力量、传递力量和控制力量。人体在运动中通过核心部位的“稳定”为四肢肌肉的发力建立“支点”和源动力，为上下肢力量的传递创造条件，为身体重心的控制和移动提供力量。

1）训练原理

根据脊柱周围肌肉功能的不同，可将附于脊柱的肌肉划分为稳定肌和运动肌两类。稳定肌通常位于脊柱深部，以慢肌为主，耐力性活动时被激活。稳定肌群主要有横突棘肌、骶棘肌、棘突间肌、横突间肌、多裂肌等。这些肌群通过离心收缩控制椎体活动和具有静态保持能力，控制脊柱的弯曲度和维持脊柱的稳定性。所以，稳定性训练主要以深层肌的本体感受性反射活动为主。运动肌一般位于脊柱周围的表层，以快肌为主，在爆发性活动时被激活。这些肌肉收缩通常可以产生较大的力量，通过向心收缩控制椎体的运动。如腹外斜肌、背阔肌、竖脊肌及腰部的腰大肌等环绕躯干的大块浅表肌肉，是控制脊柱运动的发力器。它们都在某种程度上参与脊柱运动和稳定性调节。因而，核心力量训练应该兼顾深层稳定肌和表层运动肌。高度不稳定支撑状态下的力量训练是激活、募集核心稳定肌的有效方式。但是，传统的力量训练对表层的运动肌训练较多，深层稳定肌的训练较少。所以，核心力量训练中增加的这个“不稳定因素”（如站在非固定台面上）是其区别于传统力量训练的关键。

2）训练方法

核心稳定性训练的方法包括徒手训练、巴氏球训练及悬吊训练等。比如“桥式运动”，它是核心稳定性训练最为基础的训练方法，因姿势像“桥”而得名。背桥、腹桥和侧桥运动，可以激活核心区的稳定肌，帮助维持脊柱的稳定性。

以背桥为例，该动作目的为募集、激活腹横肌、臀大肌、腘绳肌和竖脊肌。患儿取仰卧位，膝关节屈曲 90°，双足低平踏在床面上，臀大肌收紧向上抬起臀部，动作过程中肚脐拉向脊柱。膝、髋、肩呈一条直线，维持一段时间后，还原并重复上述动作。注意动作与呼吸的配合，抬起时呼气，下放时吸气。如果患儿不能主动完成，治疗师可以适当辅助。随着患儿的进步，治疗师可在逐渐减少帮助的同时，要求患儿学会自己控制活动。还可增加难度，如伸直一侧膝关节，大腿不动，增加对支撑侧的训练难度，或在双脚或肩下放置气囊或巴氏球，增加“不稳定因素”，促进核心稳定肌的练习。

另一种核心稳定性训练的方法是悬吊训练（Sling Exercise Therapy，SET）。SET 强调感觉运动的整合与控制，可有效提高患儿的核心肌群的力量，增强核心稳定性功能，促进其稳定及协调能力的发展；同时，通过悬吊训练还可纠正骨盆前倾、骨盆侧倾（骨盆上提或下降）、不正常用力和异常姿势等问题，是目前儿童康复领域比较有效的方法。

三、平衡功能训练

平衡功能训练是指为了提高患儿维持身体平衡能力所采取的各种训练措施。通过这种训练，能激发姿势反射，加强前庭器官的稳定性，从而改善平衡功能。平衡功能的训练是运动康复训练中的一项重要内容，平衡功能能直接或间接地影响患儿身体控制和日后的生活自理能力。平衡训练按训练时的体位来分，可分为仰卧位、前臂支撑下的俯卧位、肘膝跪位、双膝跪位、半跪位、坐位和站立位；按是否借助器械来分，可分为徒手、借助器械训练；按患者保持平衡的能力来分，可分为静态、自动态、他动态训练。

平衡功能的训练原则主要包括：①支撑面由大到小，重心由低到高；②由静态到动态，由自动到他动，由睁眼到闭眼；③由无头颈参与活动到有头颈参与活动；④由坐位、爬行位、双膝跪位到立位的顺序进行练习。

以长坐位为例，患儿取长坐位，姿势镜置于患儿前方，患儿和治疗师可随时调整坐位的姿势。初期治疗师对患儿施加保护和支持，然后逐步减少辅助力量，由保护状态逐渐过渡到非保护状态，使患儿能独立维持坐位平衡。当患儿能完成前述训练后，可指示患儿将双上肢抬起至水平位以增加难度（见图 3–3）。也可让患儿增加上肢抬起的次数和延长上肢抬起的时间，治疗师可给予一定的外力力量，破坏患儿维持平衡的能力；可收拢两腿，通过减少支撑面积的方法来增加训练难度（见图 3–4）；还可使患儿置于平衡垫等不稳定支撑面上来增加训练难度。

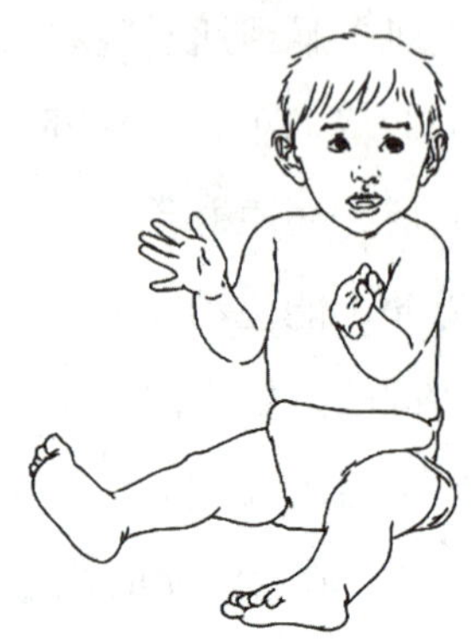

图 3–3　长坐位平衡训练

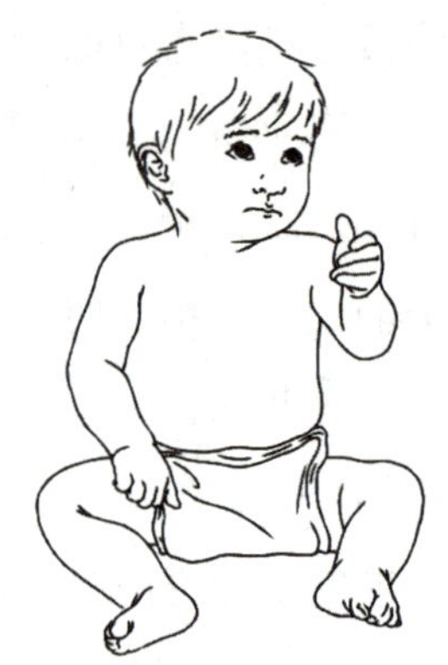

图 3–4　端坐位平衡训练

四、协调性训练

协调性训练是让患儿在意识控制下，重新启动正常情况下被抑制的神经通路，训练其在神经系统中形成预编程，自动的、多块肌肉协调运动记忆印迹，从而使患者能够随意再现多块肌肉协调、主动运动形式的能力。协调性训练常用于上运动神经元障碍患儿，如脑性瘫痪、脑外伤及脑卒中等，但其原则也可应用于某些下运动神经元病变。学习控制和协调能力训练的核心是重复，如果一种动作重复次数足够多，这种过程就会被学会并储存，并且在不断重复的过程中，完成动作所花费的精力也会越来越少。通常，协调性训练的方法有具体练习任务、单个动作练习及相关动作练习等。

1. 具体练习任务

如果行走是主要目标，那么患儿无论采用什么方法或使用什么辅助器具，行走是必须要练习的。不必担心最初动作是否正确或协调，如果完成动作有困难，则应降低标准，确保完成，循序渐进，直到动作熟练掌握后，再完成更高水平的动作。

2. 单个动作练习

将具体练习任务分成多个部分，在连贯完成之前先进行单个动作的练习。例如，在行走之前，患儿先练习行走的各个分解动作，诸如脚的位置、腿的摆动、脚触地、平衡及重心转移练习等。

3. 相关动作练习

在完成用以提高控制和协调能力的具体练习任务之前，还可进行一些相关动作练习。例如，行走之前，患儿先进行脚、踝、髋运动协调性的练习，进行多个肌群拮抗或促进模式的练习，直到这些动作完成较好时再进行行走训练。

协调性训练的主要方法是在不同体位下分别进行肢体、躯干、手、足协调性的活动训练，反复强化练习，可分为单块肌肉控制训练和多块肌肉协调运动训练。例如，双上肢交替上举活动，右臂、左臂交替上举，要求高过头，并尽量伸直，速度可逐渐加快；又如，插拔木棒，从大到小、依次将木棒插入孔中，然后再将木棒拔出，反复多次练习。

五、健康体适能

良好的体适能是儿童参与正常生活、学习的基础。一个具有良好体适能水平的儿童，将处于一种以旺盛的精力去生活、学习而没有过度的疲劳，以充足的活力去享受各种休闲活动并能适应各种突发事件的状态。一般而言，体适能包括健康体适能（health-related physical fitness）和竞技体适能。对于普通特需儿童来说，主要是提升健康体适能。健康体适能主要由那些与人体健康水平密切相关的体适能要素组成，通常包括心肺适能、肌力、肌耐力、身体组成及柔韧度五部分。健康体适能不仅为我们提供了一种思考框架，即要提升儿童健康水平可以从这些体适能要素入手，而且确定了一个目标导向，即除了满足生活、工作外，还要有精力娱乐休闲。这对于患有功能障碍的儿童来说，提出了更高的康复目标要求。

已有研究表明，功能障碍的儿童大多健康体适能水平较低，生活质量较差。而提高健康体适能水平不仅能提高运动障碍儿童的运动功能，而且对于改善特需儿童的其他功能障碍（如脑瘫儿童的认知功能、注意缺陷多动障碍儿童的执行功能）也有积极作用。[①] 同时，健康体适能强调心肺适能的重要性，通过持久性的身体活动来促进儿童的心肺功能，这对于儿童整体健康及预防今后特别是成年后的心血管慢性疾病具有重要意义。因此，在特需儿童功能障碍针对性康复训练的基础上，加强健康体适能练习能促进他们健康水平的进一步提升，最终达到其个人潜在 / 最大程度的福祉（wellness）。

此外，我们在第二章生物力学评估中还曾提到步态分析，若患儿存在步态异常就需要进行校正和训练。对于步态训练可采用儿童减重步态训练的方法。减重步态训练法

---

① Dallmeijer A J，Brehm M A. Physical strain of comfortable walking in children with mild cerebral palsy[J]. Disability & Rehabilitation，2014，33（15–16）：1351–1357；Benzing V，Schmidt M. Cognitively and physically demanding exergaming to improve executive functions of children with attention deficit hyperactivity disorder：A randomised clinical trial[J]. BMC Pediatrics，2017，17（1）：8.

可避免因动作分解训练后各单个动作的割裂现象，通过减少身体下肢的负重，引导患儿在较少或没有重力负荷下做出正常的步行姿势，使患儿对正常步态有一个完整的身体图示，有利于形成成功的正常步行的经验，促进下肢功能的恢复。也可采用水中步态训练，利用不同深度水的浮力来调整下肢的重力负荷，但水中步态练习时存在较大的水阻力。

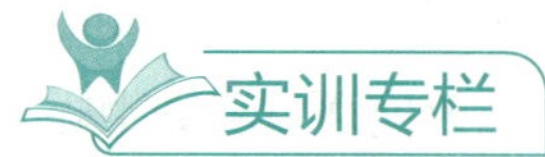

下肢易化牵伸训练

脑瘫儿常伴有股四头肌肌张力过高，股四头肌、腘绳肌肌力弱，致使膝过伸。

（1）牵伸目标肌群：股四头肌。

（2）实施过程：

①儿童体位：俯卧位。训练指导员轻推儿童脚踝部，直到感觉目标肌群开始受到了牵拉。

②训练指导员通过手（直臂）或肩抵住儿童脚踝，指导儿童尝试把腿放下，把小腿向床面方向推（语言提示：“对抗我的力，好像要将小腿放到垫子上”），对抗阻力。

③等长收缩持续 6 s；儿童髋部必须始终贴在垫子上。

④儿童放松并深吸气。在此过程中，腿要保持在起始位置。

⑤呼吸时，儿童尽最大努力屈膝，使脚跟靠近臀部。

⑥训练指导员可以将儿童小腿移到新的位置，再次提供阻力。上述动作重复 2～3 次。

第二节　感觉统合训练

感觉统合理论是一套研究大脑感觉加工功能与人类行为之间关系的理论。近些年，随着经济科技发展、社会变迁，感觉统合失调儿童人数似乎有增多趋势。虽然学术界普遍认为感觉统合训练作为一种有效的康复训练手段仍缺乏高质量的科学证据支持，但是感觉统合训练已成为儿童运动康复或儿童康复训练的热门领域。

一、概述

感觉统合（Sensory Integration，SI）是指大脑对个体从视、听、触、嗅、前庭觉及本体觉等不同感觉通路输入的感觉信息进行选择、解释、联系和统一的神经心理过程，是个体进行日常生活、学习和工作的基础。意大利著名教育家蒙台梭利(Montessori)也认为，幼儿期的教育应该以动作发展及感官训练为主，使儿童通过自己的直接经验和自我教育逐步发展自由而坚强的个性。因此，对幼儿开展感觉统合训练具有重要意义。“感觉统合”这一术语由谢灵顿（Sherrington）和拉什利（Lashley）于1906年提出。1949年，赫布（Hebb）研究人脑感觉和运动的交互作用时，认为人的知觉、思维等心理活动是神经系统相互联结的结果。同时，经过一系列实践与理论研究，美国南加州大学爱尔丝(Anna Jean Ayres，1920—1989）博士于20世纪70年代创立了感觉统合理论，90年代后逐渐传入我国。

1. 理论基础

1）中枢神经系统可塑性

大脑的结构和功能具有终生可塑性，可塑性并非一定要有中枢神经系统结构上的变化（具体参见第一章第二节相关内容）。研究表明，年龄越小可塑性越强，尤其是7岁以前的儿童。因此，感觉统合理论多应用于儿童，但同样也适用于成人。

2）发育的连续性

在儿童成长过程中所发展的每一阶段的行为表现都为下一阶段更高级的行为发育奠定基础，行为功能从低级向高级发展，感觉统合功能得以不断发展成熟，不同阶段发展速度虽有快慢，但不会间断。

3）大脑既分工又整体地发挥功能

中枢神经系统高低级之间呈互动发展，低层次是高层次的发育基础，高层次的统合功能有赖于低层次的结构和感觉动作的经验。

4）适应性反应

与环境互动过程中的适应性行为是感觉统合的功能性表现，反映了感觉统合的功能水平，适应性越好感觉统合越好。

5）内驱力

在感知运动的活动中，人类的内驱力和动机促进自我指导和自我实现。内驱力是儿童开展训练的基础，充分激发儿童内驱力，将有助于训练效果的提升。

2. 感觉系统

人体感觉系统包括触觉、本体觉、前庭觉、视觉、听觉、嗅觉和味觉等各种感觉。其中，触觉、本体觉和前庭觉是生存所需要的最基本的三大主要感觉，是主要感觉“营养品”。

1）触觉系统

触觉感受器位于皮肤内。触觉系统是人类最基本、作用最广泛的感觉系统。触觉的两大基本功能是防御性反应和辨别性反应。防御性反应能保护自身免受伤害，本能地逃避刺激。辨别性反应有助于判断外部环境中物体的各种物理性质等，对动作运用能力的发展起重要作用。

2）本体觉系统

本体感受器位于肌肉、肌腱和关节内。本体觉系统的基本功能包括能够感知身体位置、动作和力量，觉察身体，感知和辨别肌肉伸展或收缩时的张力，调节四肢活动的力度，控制关节位置、关节活动的方向和速度。另外，本体觉具有记忆功能，能增加运动反馈信息，以及调节大脑兴奋状态，平静情绪，增加安全感。

3）前庭觉系统

前庭感受器位于内耳，包括三对互成直角的半规管，以及与之相通的球囊和椭圆囊（耳石），用以感受头部位置的变化。它的基本功能包括提供头的方位信息，在潜意识中探测头部、身体与地心引力之间的关系，并在脑干部位统合各系统的感觉信息，发挥多种神经系统功能，如调节身体及眼球的活动，维持肌张力、姿势和平衡反应，分辨运动的方向和速度，建立重力安全感，稳定情绪，参与视觉空间加工处理等。

4）视觉系统

视觉感受器位于视网膜。它的基本功能包括眼球基本运动技能（注意、注视、扫视、跟随、前庭—眼反射、调节与辐辏）、视觉动作整合（手眼协调、手部精细动作）、视觉分析技巧（图形分析、记忆、专注力等）、视觉空间能力及促进沟通、帮助建立人际关系（目光接触和情感表达等）。

5）听觉系统

听觉感受器位于内耳的耳蜗。基本功能包括声音分辨、记忆、对声音和语言的理解、空间定向及判断声源距离与方向等。

3. 感觉统合的发展

儿童感觉统合的发展过程在最终成熟之前大致经历三个阶段 / 层次（见图 3–5）。例如，本体觉初期与前庭觉统合以维持和调整身体姿势，然后与触觉统合发展动作控制与企划，再与视觉统合发展出手眼协调和目的性活动，最后与听觉等相统合，完成感觉统合发展。

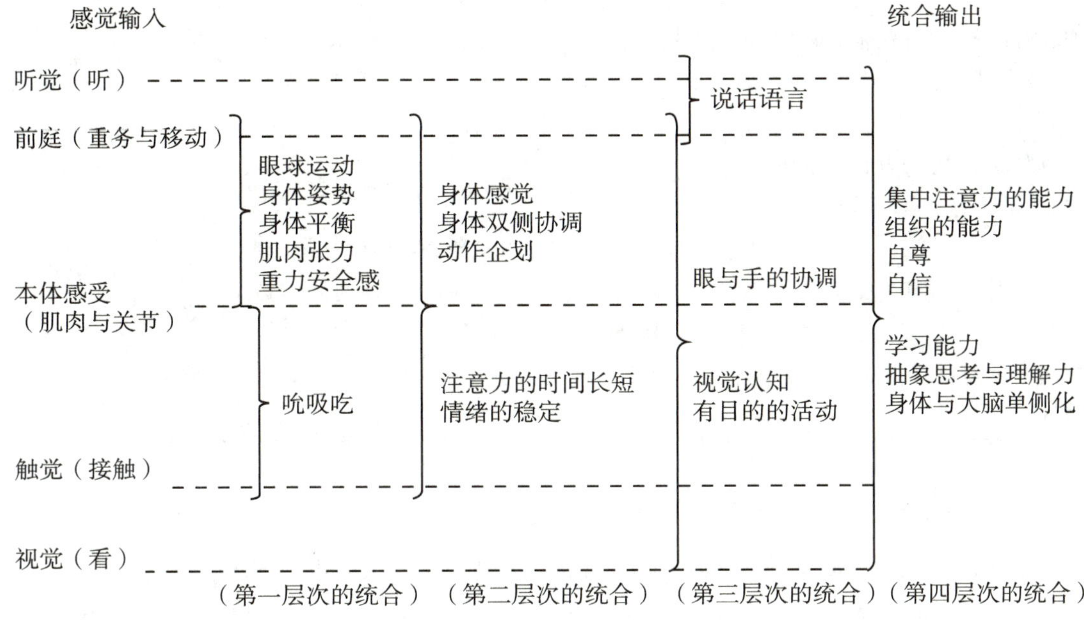

图 3–5　感觉统合发展过程

4. 感觉统合训练的器材

感觉统合训练需要一定的场所和不同种类的器材（见表 3–2）。

表 3–2　感觉统合训练器材

名　称	作　用	感觉输入
触觉类器材：触觉板、触觉球、刷身刷	提供丰富的触觉刺激，减轻触觉防御，提高触觉分辨能力，稳定情绪	触觉
滑行类器材：滑板、滑梯、圆形滑车	强化前庭系统功能；促进双侧统合，促进身体保护性伸展反应成熟；强化身体形象，有利于注意力集中	前庭觉、本体觉、触觉、视觉
悬吊类器材：圆筒吊缆、横（竖）抱筒吊缆、方板秋千、南瓜秋千、大内胎秋千、网缆	提高前庭系统功能；纠正触觉防御；提高手眼协调和注意力；矫正重力平衡感，强化身体形象，促进身体协调，改善运动计划、平衡反应、视觉运动协调	前庭觉、本体觉、触觉、视觉
平衡类器材：平衡台、独脚椅、旋转浴盆、晃动平衡木、大陀螺、平衡脚踏车、手扶旋转盘	提高前庭觉机能，控制重力感，发展平衡能力；强化身体形象，提高视觉空间、眼动控制及视觉运动协调能力；建立身体协调及双侧统合，增强腰腹肌及下肢肌力	前庭觉、本体觉、触觉、视觉
滚动类器材：彩虹筒（滚筒）	提高姿势控制及平衡能力；强化运动计划能力，促进身体协调，强化身体形象概念	前庭觉、触觉、本体觉

续表

名　称	作　用	感觉输入
弹跳类器材：迷你蹦床、羊角球、袋鼠跳	抑制感觉防御；矫治重力不安全感和运动计划不足；发展下肢力量及上下肢协调；锻炼跳跃能力、强化姿势控制和身体双侧统合；有助于情绪稳定	前庭觉、本体觉
重力类器材：重力背心、弹力背心、重力被、重力球	强化本体觉及触觉；稳定情绪；提高注意力	本体觉、触觉
球类器材：触觉球、皮球	增强身体与地心引力之间的协调；提高运动计划能力；提高注视能力、手眼协调能力，强化身体形象；提高对移动物体控制和运用的能力	前庭觉、本感觉、触觉
攀爬类器材：三行绳梯、攀岩石	强化身体的协调能力；提高姿势控制；扩大视觉范围	前庭觉、本体觉、视觉

二、感觉统合失调及其原因

感觉统合失调 / 障碍（Sensory Integration Dysfunction/Disorder，SID）是指个体由于某些原因（胎儿期胎位不正、剖宫产、缺少爬行、活动空间狭小等），导致某一感觉系统、感觉系统之间、感觉系统与运动系统之间的信息组织与整合不协调，信息统合过程发生异常，从而出现对刺激的不敏感或过度敏感、行为的异常等现象。感觉统合失调可分为感觉调节障碍、感觉辨别障碍和感觉基础性动作障碍。也可按照人体各感觉系统分为触觉失调、本体觉失调、前庭觉失调、视觉失调、听觉失调等。

1. 感觉统合失调的表现

1）触觉失调

触觉过分敏感或过分迟钝表现为害怕陌生的环境、吮手、咬指甲、爱哭、爱玩弄生殖器等。过分依恋父母、容易产生分离焦虑，或过分紧张、爱惹别人、偏食或暴饮暴食、脾气暴躁等。对某种感觉特别喜欢，如玩沙、刮东西，或拒绝使用某质地的用材，如胶泥、浆糊等。

2）本体觉失调

表现为喜欢他人用力推、挤、压。手脚喜欢用力挥动或用力做某些动作。动作模仿不到位，常望着手脚不知所措。俯卧地板时全身较软，把头、颈、胸提起特别困难。坐姿不够稳定，坐时会东倒西歪。力度控制较差，常会因太用力而损坏玩具或因力度太小抓不住东西。速度控制较差，跑起来难以按指示停止。

3）前庭觉失调

前庭平衡功能失调时表现为多动不安，走路易跌倒，原地打圈易眩晕，注意力不集中，上课不专心、爱做小动作，调皮任性，兴奋好动，容易违反课堂纪律，容易与人冲突，爱挑剔，很难与别人分享玩具和食物，不考虑别人的需要等。有些儿童还可能出现语言发展迟缓，说话词不达意，语言表达困难等。

4）视觉失调

视觉感不良的表现是尽管能长时间地看动画片、玩电动玩具，却无法流利地阅读，经常出现跳读、漏读或多字少字，写字时偏旁部首颠倒，甚至不认识字，学了就忘，不会做计算题，常抄错题、抄漏题等。

5）听觉失调

常会掩耳朵或按压耳朵；对尖锐或拉高的声音一点也不讨厌，甚至喜欢；有时对很小的声音感兴趣；喜欢无端尖叫或自言自语；对别人的话听而不闻，丢三落四，经常忘记老师说的话和布置的作业等。

2. 感觉统合失调的原因

从现有研究看，引起儿童感觉统合失调的原因主要是剖腹产儿童增多和城市化发展使得儿童的活动空间不断缩小，运动和爬行减少；我国独生子女政策的实施、生活方式单调（独吃、独睡、独玩，没有模仿对象，没有小伙伴玩游戏等），加上家长过分呵护，导致儿童所接受的各种感觉刺激大大减少，多数儿童出现不同程度的感觉统合问题。

1）孕期问题

（1）先兆流产引起中枢神经系统不健全，造成儿童发育迟缓。

（2）妊娠反应严重，孕妇营养差，胎儿营养不良或早产。

（3）孕妇吸烟，被动吸烟，大量饮酒，饮浓茶、咖啡，造成脐带的毛细血管萎缩，使儿童出生后感觉统合失调。

（4）胎位不正所产生固有平衡失常等。

2）哺育不当

（1）看护不当造成儿童触觉刺激缺乏及身体活动不足。

（2）儿童出生后家长摇抱少，静坐比较多，过分限制儿童的活动范围。

（3）过分溺爱儿童，不让儿童哭，造成儿童心肺功能减弱，口腔肌肉缺乏锻炼。

（4）不注重儿童适龄基本能力的训练，缺乏运动和游戏。

（5）缺少伙伴，群体生活不足，造成语言发育迟缓。

3）教育失当

（1）小家庭和都市化生活，大人对儿童过度保护。

（2）过早地进行认知教育，对儿童身体活动限制过多。

（3）不尊重儿童的基本权利，不注重个性培养，缺乏素质教育。

（4）电视、手机成为儿童的主要玩具，孩子交流、活动过少。

（5）生活环境过于封闭，听得少、说得少，坚持性和等待性差，遇到事情的变通能力差。

（6）物质上过于宽松，精神上则过于苛刻，情感爱抚不够，使儿童肌肤饥渴。

三、感觉统合失调的评估

目前，在我国的临床治疗与训练中对感觉统合失调儿童的评估一直采用多元的评估方式。在开展正式评估之前，首先要详细地了解儿童的疾病史及家族中类似疾病，了解儿童母亲孕期情况及家庭教养方式方法等。总体上，可分为直接评估和间接评估两种。

1. 直接评估

1）感觉统合及运用测验

该测验是由艾尔丝博士设计的标准化评估，适用于 4 ～ 8 岁儿童，针对动作障碍的项目全面具体，具有较高信效度和权威性，但测验耗时、昂贵。北美地区有常模，但国内很少用。

2）儿童感觉功能测试

该测试适用于 4 ～ 18 个月婴幼儿。整个测评过程包括深触压反应、适应性运动功能、视觉—触觉整合、眼球运动控制、前庭刺激反应 5 个分测验。

3）旋转后眼震试验

该试验主要测试前庭功能。方法：被试坐位、侧卧（鼻与地面成 45° 角），转速为 1 圈 /2 秒，每次 10 圈（不能耐受者即刻停止），记录眼震次数，正常结果为水平方向眼震 8 ～ 10 次、头歪倒、眩晕等，无眼震、过多、过少都提示前庭功能存在问题。

4）感觉统合训练器材筛查

首先需要临床经验丰富的感觉治疗师，根据儿童整体发育水平和日常生活中的异常行为，挑选出适合要接受筛查儿童能力的感觉统合训练器材，设计可以诱发感觉失调问题的状况，通过观察儿童的反应（包括其表情、行为、心理等方面），从而判断孩子有无感觉统合失调及失调的类型，筛查顺序依次为视觉—触觉—本体觉—前庭觉。

2. 间接（量表）评估

儿童感觉统合能力发展评估量表由我国台湾的郑信雄编制，北京大学精神卫生研究所专家修订（具体见附录 3）。此量表由 58 个问题组成，适用于 3 ～ 11 岁的学龄儿童感觉统合能力发展的评估。由儿童的父母根据儿童最近 1 个月的情况填写。量表的评分按“从不，很少，有时候，常常，总是如此”的 1 ～ 5 五级评分。量表分为 5 个模块，根据年龄及性别对照常模表将各项原始分数转换成标准 T 分数（即均数为 50，标准差为 10）进行评估。凡各模块标准分不大于 40，则该领域存在感觉统合失调，30 ～ 40 分为轻度，20 ～ 30 分为中度，小于 20 分为重度。

四、感觉统合训练流程与方法

感觉统合训练是指为了提高儿童的感觉统合能力，减少感觉统合失调对个体生活、学习的负面影响而开展的有计划、有目的的训练活动。通常，依照感觉统合失调来认识感觉统合能力，而感觉统合训练针对的主要是各种感觉统合失调问题。感觉统合训练强调“早发现、早评估、早干预”，需遵循一定的流程与方法，最佳时期为 6 岁之前。

1. 感觉统合训练实施流程

1）分析感觉统合障碍

根据儿童年龄及个体情况选择有效的评估手段，结合日常生活中的异常行为表现，确定感觉统合失调的类型，定位所在感觉统合发展阶段，深入分析其感觉统合失调与异常行为表现之间的关系。

2）制订训练计划

制订训练计划是感觉统合训练实施的核心部分，直接影响到训练的效果。确定治疗策略，即解决哪个感觉统合阶段（层面）的问题、运用哪些感觉刺激、设计哪些治疗性活动等，应在实施训练前做出策略的选择。训练计划内容包括：①确定训练目标；②制订训练方案，包括训练活动项目、训练时间、频率及注意事项等内容。制订原则包括针对性、个性化、循序渐进、由量变到质变等。

3）训练计划的实施

在实施感觉统合训练时，应结合儿童具体情况动态调整训练计划。根据儿童感觉统合功能、粗大运动和智力水平等选择恰当的训练模式，如“一对一”“一对多”及小组训练模式等。经评估，可以将同类型感觉统合失调和运动及智力水平的儿童组成小组，进行小组模式训练（也就是集体课模式）。集体课模式的游戏活动一般需要治疗师或家长辅助完成。

对感觉调节障碍（如感觉过敏）儿童开展融合教育时应做适当的处理，主要包括以下几个方面：①位置，不把过度敏感的儿童放在别人容易从背后吓到或从侧面撞倒的位置；②使用屏风，以减少视觉分心的机会；③佩戴耳机，可让容易因声音分心的儿童戴耳机，削弱干扰声音，以利于专注听老师讲课；④沙袋，可用沙袋压在腿上或让儿童穿着重力背心，稳定情绪，提高注意力；⑤节奏性，下课时儿童玩得很兴奋，可让其有节奏地踏步走，等稳定情绪后再进入课堂；⑥教室内布置，教室内可以布置些促进神经系统安静或警觉的设备，如迷你蹦床、秋千等。

4）训练效果的评估

一般在治疗前及进行3个月治疗后，需进行首次评估及再次评估，以了解训练效果，提出下一步的治疗策略。

2. 感觉统合训练方法或策略

1）感觉调节障碍的训练策略

感觉调节障碍由重要的感觉经验不良导致。证据显示，感觉调节障碍在任何感觉系统都可能存在，可分为感觉防御、感觉反应过低（感觉寻求）、重力不安全感和对移动的厌恶。

（1）感觉防御的训练策略。感觉防御是感觉调节障碍中最常见的一种。感觉防御的人会对一般人觉得无害或不刺激的感觉产生负面的反应。通常对于光亮、无预期的碰触、高频的噪声、某些视觉刺激产生负面反应，产生嗅觉或味觉的过度反应。伴随而来的是很多行为和情绪的反应，这些行为大致呈现逃走、恐惧或焦虑。触觉防御是感觉防御中常见的一种障碍，而提供加强触觉（深压觉）及本体觉的活动可以减低触觉防御。以下列出一些感觉统合训练项目，依次为以提供深压觉为主，接着触觉和本体觉并存，最后是以本体觉为主。具体训练项目包括：①用宽的软毛刷或特殊手套来扫刷身体皮肤（应避开面部、腹部及私处），注意扫刷方向，顺着汗毛孔方向（由近端向远端）刷，缓慢、有规律及轻轻扫刷可以纠正触觉过度防御状态，反方向操作可以提高触觉惊醒，改善触觉迟钝，也可以将海洋球池与身体刷结合使用；②用大枕头或软垫子将儿童包裹起来；③穿重力背心、背包或戴帽子；④整个人可以埋在海洋球池里；⑤治疗师用触觉球稳定、有规律而缓慢地滚压过儿童的背部及腿，或让儿童俯卧或仰卧在触觉球上进行持续的、小幅度而有规律的上下振动；⑥可以提供可咀嚼的玩具、物品、食物或口香糖进行咀嚼；⑦拉动重的物品（如沙袋后端绑根绳子）或儿童坐在滑车上拉绳子移动自己等。

（2）感觉反应过低的训练策略。感觉反应过低时会出现“嗜睡”或感情淡漠，即使出现强烈感觉刺激，也无法变成警醒的状态。有此障碍的人通常会花很长时间做一件简单的事情（如吃饭或穿衣），甚至让别人觉得恼怒。这种“嗜睡”状态也容易被误解为懒惰或缺乏欲望。因此，若能频繁地提供增强的感觉刺激会有利于纠正此障碍，具体方法为利用小面积、快速而无规律的轻（或重）触觉输入提高儿童的警觉状态，注意用软毛刷提供触觉刺激时应逆着汗毛孔方向刷。对于有前庭觉刺激需求的儿童也应输入大量无规则、快速及大幅度的前庭觉刺激以改善其警醒状态，比如旋转秋千属于综合前庭觉刺激。

（3）重力不安全感的训练策略。重力不安全感可能是来自前庭系统的耳石在接收信息过程中出现困难造成的，推测可能与身体概念的发展不良及无法解决感觉冲突有关。常伴有知觉障碍，此类障碍会引起害怕移动头部偏离直立位。比如直线荡秋千会被感觉是绕着圆圈转。因此，治疗策略是以加强本体觉及直线前庭活动为主。具体训练项目包括：①袋鼠跳内完成弹跳动作；②迷你蹦床上弹跳训练，还可以配合接抛篮球；③“滑板过河”项目；④俯卧位于横抱筒上，完成扔沙包任务。

（4）对移动厌恶的训练策略。对移动的厌恶反应被认为与三个半规管的感觉处理不佳有关系，造成交感神经功能低下和副交感神经的活化。明显的厌恶反应会在运动时出现眩晕、冒冷汗、脸色苍白、恶心或呕吐。逃避旋转运动或运动后烦躁感增加也被认为是轻度的厌恶反应。治疗策略是提供旋转及直线运动和有阻力的主动运动项目。但应注意，感觉统合训练纠正对移动的厌恶的目的不是提高儿童忍受旋转，而是帮助儿童忍受日常生活中的动作经验（如弯腰系鞋带或坐秋千及火车）。具体训练项目包括：①坐位于圆形吊盘，进行环转及旋转刺激；②彩虹筒内翻转滚动；③手扶旋转盘上旋转并配合扔沙包游戏；④竖抱筒及吊缆上坐位或仰卧位保持，进行旋转或环转。

2）感觉辨别障碍的训练策略

触觉、本体觉、前庭觉等感觉系统的感觉辨别能力可帮助儿童选择身体姿势、位置和空间方向，也使儿童对于接触的物品能够感知其形状、长短、大小、轻重、质地及冷热等，并引导肢体使用适当力度、恰当速度，完成合乎情境的行为反应。根据不同感觉系统辨别出现的障碍，可分为前庭觉、本体觉辨别障碍，触觉辨别障碍及听觉辨别障碍。

（1）前庭觉、本体觉辨别障碍的训练策略。若出现该类障碍会导致儿童姿势不良，姿势控制差。训练项目包括：①翻跟头、侧翻滚及吊单杠；②迷你蹦床、跳跳马及跳格子；③保持单膝跪位配合其他游戏；④趴地推球项目；⑤荡秋千；⑥爬入及钻出阳光隧道等。

（2）触觉辨别障碍的训练策略。触觉辨别障碍一般表现为触觉辨别能力不足或触觉反应过低两大方面。最终都会导致儿童精细动作和粗大运动不协调、喜欢赤脚、无法依据手触摸而辨别出物体形状等。治疗原则：首先提供各类轻、重触觉及前庭觉的活动经验，提神醒脑，接着再输入各类触觉活动，以提高儿童知觉度和分辨能力。具体训练项目包括：①摸摸袋内，找到指定形状的积木或玩具；②找到埋在海洋球池内的玩具；③蒙上双眼后，完成插棍游戏；④俯卧于吊缆上，进行插棍活动、丢沙包于指定颜色体能圈中或者推篮球游戏。

（3）听觉辨别障碍的训练策略。当儿童出现听觉辨别不足时，主要表现为对声源距离、声音语调、语气中所带有情绪含义的分辨和理解力不足，或者无法辨别和理解2～3个步骤指令，以及在背景声音下对主题声音的辨别能力产生困难（如儿童在干扰的环境中，常会听不到或无法理解妈妈对他说的话）。一般治疗原则是先提供强烈的前庭活动，提升大脑接收信息的能力，再提供各类听觉辨别活动，由浅入深，逐步渐进练习。具体训练项目为先做完连续翻跟头动作后，再让儿童听指令做出投篮球入篮筐的活动。

3）感觉基础性动作障碍的训练策略

感觉基础性动作障碍最主要的问题是双侧统合及顺序障碍和身体运动能力障碍。其中，双侧统合及顺序障碍会造成双侧协调及预期的前馈控制动作困难，一般来说和前庭觉及本体觉失调有关系。身体运动能力障碍和多重感觉过程（如触觉、本体觉及前庭觉）缺失有关。所以，要提高感觉基础性动作能力，可以通过以下两大类训练项目得以实现。

（1）需要双侧协调的活动：①对称的双侧统合动作。儿童俯卧位于小滑板上，从大滑梯上滑下，同时双上肢伸直，推对面滚过来的皮球；儿童俯卧位于吊缆上，治疗师双手伸直握住棍子（或呼啦圈），儿童把双手放在棍子上并主动弯曲手臂把自己拉近棍子，手松开后开始荡；儿童坐在独脚椅上，双手托住太极盘，并完成橡胶球滚动活动；蹦跳通过彩色体能圈。②交替的双侧统合动作。儿童俯卧位于小滑板上，双手各拿一个沙包，从大滑梯上滑下，同时将右（左）手沙包放或投入滑道右（左）边的盆中；儿童坐在大内胎秋千上，两个把手从天花板吊缆落在内胎旁边，儿童抓握把手并左右拉动自己；儿童坐在独脚椅上，先后接住两个沙包，先抛扔右手中的沙包，再抛扔左手中的沙包。③手脚并用的双侧统合动作。踩平衡脚踏车，还可以配合接抛篮球活动；在迷你蹦床上弹跳时，完成接抛篮球动作。④跨越中线动作。只要伴有重心转移及躯干旋转活动即可引出跨越中线。俯卧位于吊缆上，旋转吊缆的同时，让儿童丢沙包至指定处；双下肢之间夹住皮球，蹦跳前进，并越过“S”形绳索。

（2）需要前馈控制反应及活动后回馈的顺序性动作（动作计划）。①跳绳活动；

②翻越各种不同障碍（可以用万向组合搭建不同障碍），完成某项任务；③从三行绳梯上跳下来，同时将手中沙包投入平放的大内胎秋千中；④跑步前进，并跳起越过滚来的圆滚；⑤接住从斜坡上滚落的海洋球（或皮球）；⑥攀爬三行绳梯，取够“奖励品”。

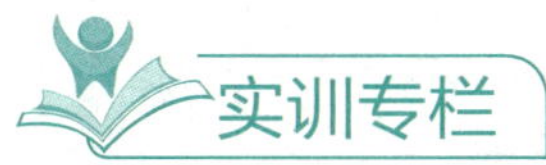

大滑梯训练

目的：大滑梯训练属于前庭平衡训练中的一种，即通过刺激儿童的前庭器官、头部、颈肌同时收缩，促进身体保护伸展行为的成熟，增进前庭觉、触觉、本体觉及其统合的发展。

原理：①通过儿童上下滑梯的倾斜和速度感，可以统合身体的紧张性迷路反射，协助大脑统合固有感觉输入，维持身体姿势的稳定。②手、肩部及全身肌肉同时收缩的动作，对本体感和身体形象的塑造帮助较大，有助于维持平衡感觉。③由上而下的速度冲击，对前庭系统的刺激强烈，可以促进抗重力反应的练习。直线加速运动的变化，改变全身伸肌紧张作用的分布，促进脑干体系的活跃化，有利于儿童全身感觉统合的发展。

方法：可有坐姿、蹲姿、俯卧、立位及逆上等单项动作练习形式，也可结合大龙球开展滑滑梯＋推球、取物、扔物等综合练习形式。例如，让儿童身体俯卧在滑板上，头、手在前，脚在后，由指导者协助轻轻推动滑板，使滑板由滑梯上自然地滑下来（见图 3–6）。也可让儿童自己用双手抓住滑梯的两侧，同时用力往后拉，借用反弹力使滑板往前滑行，较快地从滑板的斜面滑下来。也可以采用头上脚下的方式，从滑梯上倒着滑下来等。

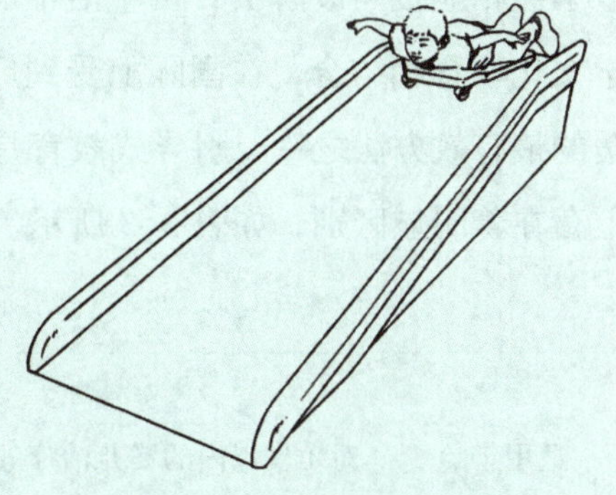

图 3–6 大滑梯俯冲训练

注意事项：应在儿童能较顺利地操作滑板后再进行这项游戏；刚开始比较容易感到害怕，应在滑下的位置安放软垫；指导儿童滑行时尽量保持身体及四肢与滑梯平行；由于滑行速度较快，手与地毯磨擦时会发热，要注意保护，帮助儿童停下来，同时耐心鼓励和指导儿童学会自己减速。此外，要根据儿童的感觉统合康复需要，设计个性化的训练内容；启发其参与活动或游戏的兴趣，并赋予儿童自由选择游戏的权利。

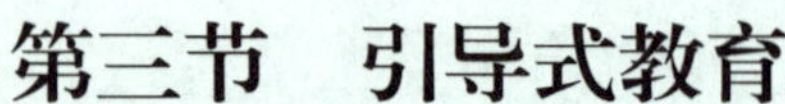

第三节 引导式教育

引导式教育（conductive education，又名 Petö 法），起源于 20 世纪 20 年代，由匈牙利的 András Petö 教授创立，是以教育的方式使患儿的功能障碍得以改善或恢复正常的一种康复治疗技术体系，主要应用于小儿脑瘫、早产儿等的干预。

一、概述

引导式教育主张对功能障碍儿童进行全面的康复训练，强调一个患儿所需要的各种训练治疗和教育应由同一个人在同一个环境中给予，这个人被称为引导员（conductor）。同时，该方法认为儿童康复训练效果的好坏与他的情绪密切相关，如他有没有主动学习的意愿。通过创造能使儿童尽可能地获得成功的学习环境，鼓励儿童主动参与，激励儿童学会相应技巧以解决日常生活中的实际问题。近年来，引导式教育又与幼儿园及中小学文化教育相结合，在国际上受到广泛重视，是目前公认的治疗小儿脑瘫和运动发育迟缓的最有效方法之一。引导式教育是一种教育与训练相结合的方法，与 Bobath 法在概念上存在着明显区别，如表 3–3 所示。

表 3–3 引导式教育（Petö 法）与 Bobath 法的比较

项目	Bobath 法	Petö 法
适用年龄	对 1 岁以内的婴儿治疗效果好	适用于各年龄的儿童
治疗形式	一对一的治疗方法	集体、个体或者家庭疗育
理论基础	以发育学与神经生理学理论为基础	以运动生理学、神经生理学、教育学、心理学、音乐、哲学等理论为基础
治疗实施者	由物理、作业、语言治疗师等分别进行	由引导员全面负责训练和特殊教育
每日疗程	每日 50 min 的治疗	每日 24 h 的严密疗育
优点	对痉挛型脑瘫有效，一定强度的运动并非加重痉挛	儿童可以自主地、创造性地、积极地塑造自己，发展人格

二、基本理念

1. 功能失效、功能生效及引导式教育目标

1）功能失效

功能失效是指儿童心理、生理、解剖结构或功能的异常，使儿童不能以正常方式或不能在正常范围内进行活动，并使他的行为与自己或其所处环境的期望之间不协调。引导式教育并不认为功能失效是功能障碍儿童的特征，而是与他的环境之间相互作用的产物，这与 ICF 的理念是一致的。一个脑部受损的儿童，即使功能失调，仍然会不断地积极去尝试解决在其处境中达成某任务时所涉及的种种问题。当儿童不能成功地满足自身需要时，儿童就丧失了继续解决所面对的动作难题的动机，从而使儿童更多地依靠他人。由此可见，其损害的结果并不只限于儿童身体层面，而是会延伸到其心理层面，以致妨碍儿童整体的发展。

2）功能生效

功能生效是指个体能够学习并完成一项任务，最大程度的独立。由于人类潜能基于以往的经验、情景和已掌握的技巧而不断变化，功能生效也在不断地改变。如果恰当地利用高度结构化的教学方法和环境，脑瘫患者就可能达到最大的潜能，即功能生效。

3）康复目标

引导式教育康复的目标是通过教育和治疗的过程，以有效功能来代替功能失效。它打破必须跟随正常儿童发展的概念，取而代之的是针对必需的功能来进行康复训练。训练目标是使他们有资格参与普通教育，而那些达不到此目标的儿童将进入特殊学校。

2. 学习理论及其应用

1）学习的整体性和不可分割性

儿童的认知（感知、注意、记忆、思维、语言）、情感、意志和其他方面（如需要、兴趣、动机）与儿童的性格发展有关，影响儿童的所有行为（包括运动行为）。要克服功能障碍，单从运动和认知方面的教育是不够的。儿童需要全面地教育和发展，但整体不等于部分的总和。单是有各部分并不足以使事物发挥整体的功能，最重要的是各部分之间的关系，因为每一个部分必须有关系才能联合成为一个整体。引导式教育的理念是追求个人的全面发展。要达成这种理念，就需要把教育和治疗相结合，以一个整合性的教学模式去实施。

2）学习的连贯性和重复性

当一种能力刚刚出现，而儿童还不能掌握得很好的时候，儿童会重复所需的动作直到他自己能够充分掌握这一动作。儿童不只是需要学会许多技能，更需要学会在不同场合都能运用这些技能。为此，儿童会积极寻找有关事物或机会来练习该功能。重复练习是儿童学习的重要途径之一，利用日常生活活动和游戏，可使儿童有更多练习的机会。

3）学习的动力

（1）主动性：引导式教育非常重视动机在运动功能学习中所发挥的作用，强调要改变意愿而不是当时的操作表现，认为只有足够的动机才有可能进行学习。

（2）目的性：对于儿童来说，如果学到的知识和技能可以满足生活上各方面的需要，提高个人的自主能力，学习就会变得主动而又明确。因此，在进行技能训练之前，须先确定目标。

（3）反应性：儿童拥有极强的感官能力。在功能障碍儿童中，部分感官能力可能是降低的，部分原因是环境没有给他们提供适度刺激的机会。因此，引导员要提供适当的环境刺激，激发儿童自己的意愿去完成某种任务 / 习作。

3. 动作学习理论

1）意向的调节作用

现今的运动功能学习理论越来越强调有意义的、目标导向的完整运动行为的重要性，而取代了孤立的、简单的动作。引导式教育认为，意向（intention），即做某件事情的愿望和动机，有启发行动的作用。强调学习应当在有意义的环境中进行，而不是孤立的动作，即不主张以孤立的模式训练脑瘫患儿。意向是通过言语来表现的，而言语本身也具有调节作用。言语的调节作用通常是指以运用言语的成分来帮助、调节另一种行为的过程，如幼儿在呀呀学语的阶段，成人说话的声调常常促进孩子的行动。接着，成人的语令、说话的语义内容便取代声调来诱发儿童的意向。进展下去，儿童使用自己的说话来指导自己的行动，便从依赖节律进展到利用语义内容来指导其意向性活动。

2）任务或习作分析

任务是由有目的的活动组成的，如进食、如厕、更衣、梳洗，也包括任务程序。脑瘫儿童因为运动功能障碍而无法达到某一功能技巧，如进食，引导员就得使用任务分析（task analysis）。任务分析是指将某一复杂的功能活动，如步行、进食等任务拆分成许多简单的步骤，并利用这些步骤组合成一连串的次序，加以重复练习，就能完成某一任务。

3）基本动作模式

基本动作模式由多萝西（Dorothy）和艾斯泰（Ester）共同提出。他们认为所有的任务（作业）都有一个基本要求，即基本动作模式。这些模式包括：抓握及放开手、伸直手肘、在中线内活动、固定身体的能力、髋关节的活动、重心控制及转动七个部分。在各种活动中都包含这些基本动作模式，如儿童在不同姿势下脱袜子，就需要有抓握及放手、固定、伸直手肘、髋关节活动等几种基本动作模式。脑瘫儿童在基本动作模式上大多存在不同程度的缺陷。因此，我们需要在所有的功能性活动中，注意这些基本动作的训练。

三、关键要素

引导式教育的要素由教育组织、环境设施、引导员、任务程序、引导式诱发与节律性意向、日课和评估等部分组成。

1. 教育组织

教育组织包括引导式教育中心、家长学校及教育小组等。引导式教育中心一般接收3岁以上小儿，可分为全托班和日托班。家长学校一般接收3岁以下小儿，需家长陪同一道进行训练，一般每周1～3次。集体活动便于激发孩子的学习热情。同时，家长也要学习相关技能，以便在家中训练孩子。教育小组提供儿童与同伴、与成人交往的机会，有利于发展语言。可按年龄、表现水平、障碍类别、学习程度、学习目标和动作的节拍等进行分组。

2. 环境设施

引导式教育最常用的训练工具有木条台、梯背椅/架、木棍、塑胶圈、拐杖、长板凳、楼梯、地梯、平衡架、木箱凳、方垫、沙带、平行杆、步行器和特制自行车等。不同的设施有各自独特的功用，如木条台主要提供儿童学习抓握和松手的机会，可促使他们能坐直、站起、踏步和自理等活动；梯背椅可用于作为椅子、小桌子、步行用的辅助器或用于坐、站位时的支持器；长板凳对于痉挛儿童学习分开双腿尤为重要（儿童骑在板凳上向前或向后来回滑动），对于手和臂的训练也同样重要。

3. 引导员

引导员应具有多方面的才能，需了解儿童护理知识、教育理论、游戏理论、人体解剖学、动作理论、病理学等，全面负责患儿的运动功能、语言、智力、感觉、理解、个性、行为、社会交往和体能等训练，使孩子在德智体美劳各方面都得到同步和全面的发展。

引导员的工作主要有评价、制定目标与计划、编写习作程序与日课、实施及再评价。

4. 任务程序

任务 / 习作程序是日常活动中简化了的部分。习作程序由手、卧位、坐位、站位及行走功能方面的一些基本训练组成。每一项习作程序需要 0.5 ～ 1 h，可以由几个到几十个分动作组成，目的是通过一系列动作任务练习，教导患儿获得功能性技巧。患儿们从习作程序中所学的每个动作，也有着特别的生理社会功效，并有助于患儿进行日常活动。如在躺卧习作中所做的造桥动作，便有助于患儿学习穿脱裤子。在习作程序中，通常是以节律性的言语来协助动作。儿童以不同的位置及不同的方法，学习习作程序的每个环节，而新的环节则逐渐引入，以扩展儿童能做的动作范围。

5. 引导式诱发与节律性意向

引导式诱发是指引导者通过一定的手段引导儿童产生预先设定的动作反应，并使其主动、相对独立地完成这些动作，以获得满足个人生理及社会需要的能力。它与物理治疗中的诱发的区别在于，后者是采用触体的手法使儿童产生动作反应（“我为你做”的被动方法），易导致儿童产生心理依赖和缺乏自己解决问题的勇气，而引导式诱发主张儿童主动解决自己的问题，即“我要自己做”。

节律性意向是引导员通过有节奏地拍手、数数、跺脚、敲击乐器、唱儿歌和朗诵古诗等方式提高儿童的注意力，调节学习气氛，同时使孩子在活动时增强信心，对活动更加专注。如引导员想诱发儿童双手举起来的功能就首先自己把双手举起，同时发出指令：“我把双手举起来！”儿童跟着把手举起并高声喊：“我把手举起来！”然后，引导员大声喊“1、2、3、4、5”，儿童跟着喊“1、2、3、4、5”，这样既让患儿完成了举手的动作，又延长了这一动作的时间，同时还增强了患儿的兴趣。这里的言语指令就是引导式诱发和准备完成这一动作的意向，数 1、2、3、4、5 就是调节动作的节奏。表 3–4 展示的是坐位姿势动作的任务程序和提示语。

表 3–4 练习坐位的任务程序和提示语

步骤	指示语 1	指示语 2
伸直手肘	我伸直双手抓住台面	抓住、抓住、抓住
双脚放平	我双脚踩住地面	踩住、踩住、踩住
臀部坐正	我臀部坐正	坐正、坐正、坐正
躯干伸直	我伸直腰	1、2、3、4、5
头正中位	我看着教师	1、2、3、4、5
保持正确姿势	坐好唱歌	

6. 日课

一日课程是引导式教育的关键模式。日课教学时要明确目标、由易到难、循序渐进，反复强化。从早上起床开始，就让孩子在真实环境中反复练习生活技能，如穿衣、如厕、洗漱、移动、就餐等。吃饭时练习吃饭，穿衣时练习穿衣。具体如表 3–5 所示。

表 3–5　引导式教育日课安排（例）

时间	任　　务
7：30～8：30	起床、更衣、排便、洗漱等个人卫生，以及向餐厅移动习作任务
8：30～9：00	早餐、向训练场移动习作任务
9：00～9：30	习作程序准备工作（浸泡手脚、按摩、被动肌肉牵拉等）
9：30～10：30	躺卧习作程序、手部习作程序、坐至站及行走习作任务等
10：30～11：15	个体训练、上厕所、交换场地、休息、茶点
11：15～12：15	幼儿绘本阅读、各类游戏或文化课等
12：15～12：45	休息，变换场地（个人与社会）、口技训练等为进餐做准备
12：45～13：30	中餐、个人卫生、上厕所、变换场地
13：30～14：30	游戏或个别训练，如站立架上练习站立、练习翻身等
14：30～15：30	手部习作程序、语言交流课程、文体课或户外活动（如骑车）等
15：30～15：45	休息、上厕所、变换场地
15：45～16：45	幼儿绘本阅读、各类游戏或文化课等
16：45～17：00	变换场地、上厕所
17：00～17：30	步行或借助轮椅或助力椅去餐室
17：30～18：30	晚餐、茶点、个人卫生、上厕所
18：30～19：30	引导式文体活动
19：30～20：00	准备台铺、个人卫生、沐浴、自由活动、听 / 讲故事

7. 评估

为了了解儿童的学习进展和水平，找出儿童的长处和弱点，从而帮助他们取得更大的进步，需要对他们进行评估。评估的方法有摄像观察、全面检查、家长参与评估以及常规持续检讨和总结性评估相结合等。按学习过程的不同阶段可分为初步评估、进展性评估及总结性评估等。引导员可依据评估情况，调整任务程序和日课。

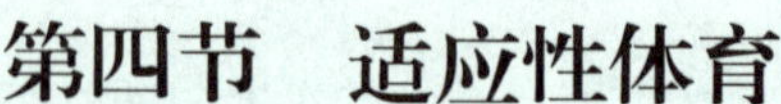

第四节　适应性体育

一、概念与目的

1952 年，学者们借鉴皮亚杰发展理论，提出了适应性体育教育（adapted physical education）的概念："适应性体育是为那些可能无法安全或成功参与普通体育教育课程的残疾学生而设计改编的多样化计划"，其目的是"适应残疾学生的兴趣、能力和缺陷"。美国学者约瑟夫 · P. 温尼克（Joseph P. Winnick）于 1990 年指出，适应性体育是个别教育计划，包括满足个体特殊需要的身体素质和运动能力，基本运动技能和运动模式，水上运动和舞蹈技能，个人、小组比赛及运动的计划。适应性体育教育主要包含两层含义：狭义是指为特殊学生开展的适应他们享受体育活动权利的体育教育；广义是指通过适当的环境和资源配置，让体育运动能力显著低于正常同龄人的特殊人群（包括残障人士、肥胖患者、智力异常、老年人和忽视锻炼的人群），能与普通人一样平等地参与各种体育活动，从而改善身心健康，提高生活质量，正常融合社会的活动。①

适应性体育和一般体育的目的殊途同归，只是适应性体育更重视依据学生的个别需求设计与规划体育课程。具体方案的目标包括技能、情感和认知三个方面：帮助特殊儿童习得动作技能；培养特殊儿童社会适应能力；帮助儿童获得成就感及自我肯定的价值。具体目标以动作技能为切入点，发展儿童的情感和认知，技能、情感与认知三者间相辅相成，最终达到自我实现。

二、教学安置与参与模式

1. 教学安置

确认儿童有特殊体育教育的需求后，可将他们安置在适宜的体育教育环境里。适应性体育教育可以在各种环境中进行。目前，我国主要有以下几种教学安置形式：全日制

① 李欣，等 . 港澳台地区学校适应性体育教育发展状况及启示 [J]. 中国学校卫生，2017，38（5）：96–100.

普通班级、随班就读、特殊学校 / 班级及个别教学安排。[①] 对于功能障碍儿童而言，这几种教学安置模式所适用的儿童障碍程度越来越严重。在评估和儿童获益最大的基础上，我们应尽可能地让特需儿童融入最高等级的教学安置模式即全日制普通班级（最没有限制的模式）。①全日制普通班级服务对象为普通幼儿园的一般弱势群体。在普通班级中有些儿童因疾病或残疾无法参加剧烈活动，如哮喘、先天性心脏病、重感冒等。②随班就读服务对象为轻度身心残障的儿童，主要以肢体残障和智力障碍儿童为主。在一定教学支持和教学调整下，部分中度残障儿童也可参加随班就读。目前在中国，融合教育的基本模式就是随班就读。③特殊学校服务对象为中度残障儿童，包括患有听力障碍、视力障碍、智力障碍、自闭症、唐氏综合征等的儿童。④个别教学安排服务对象为重度身心残障儿童，这类包括患有脑瘫、有攻击性行为、严重自闭症等儿童。

2. 参与模式

在适应性体育理念下，应在尽可能最少限制性的（最常规的和融合的）背景下，为特需儿童提供体育教育和户外体育活动机会。目前，该研究领域内常用的特需儿童体育活动参与模式包括一般性体育活动、平行式适应性体育活动、融合式适应性体育活动及隔离式适应性体育活动（见图 3–7）。①一般性体育活动。正常体育活动形式，不需要调整教学内容或活动支援。其是体育活动模式的最高级别和理想化目标。②平行式适应性体育活动。一般性体育活动和平行式适应性体育活动都是常规性体育活动，其差别仅在于辅助器的使用，以及是否需要调整教学内容或活动支持。平行式适应性体育活动是有特殊需要的儿童与正常儿童同时学习同一内容时，但在完成要求、目标、器材方面要有所调整，使全班儿童可以共同完成课程内容。③融合式适应性体育活动。是指儿童与有特殊需要的儿童共同完成修改和调整后的体育项目以期达到融合目的，即在相关人员的帮助下和其他儿童共同完成教学任务。例如，轻度智力障碍儿童学习体育技术动作往往较慢，一般采用融合式适应性体育活动模式。④隔离式适应性体育活动。特殊儿童在一个不完全隔离或完全隔离的背景下参与适应性体育活动或常规性体育运动。特殊儿童参与体育活动时一般不建议采用完全隔离式体育活动，必要时才使用完全式隔离式体育活动进行单独学习，如患有严重脑性瘫痪、严重攻击性行为、严重自闭症等的儿童。

---

① 吴雪萍．适应体育概论 [M]. 北京：高等教育出版社，2015.

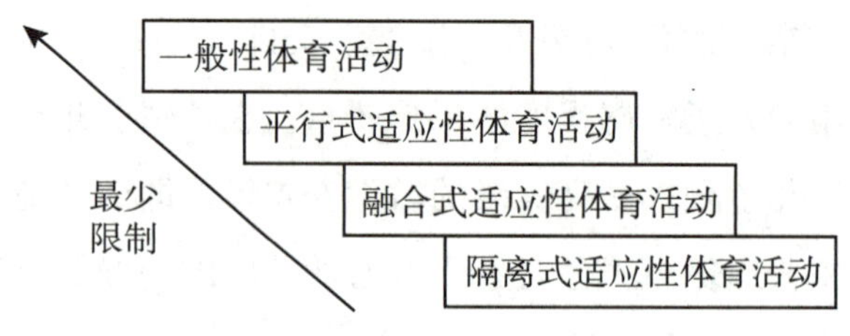

图 3–7　不同融合水平的体育活动组织图

三、教学准备与评估

适应性体育活动教学准备主要是对需要这种特殊性服务的儿童进行筛选和评估，从而确定服务对象，并根据评估水平制定教学目标。通过前期评估真实有效地了解儿童的能力，是制定适应性体育教育计划和目标的基础。

筛选是决定该名儿童是否能够接受适应性体育教育的第一步。常用的筛选手段是观察法。在日常体育活动中，经常有儿童学习动作技术明显迟缓，无法表现出同龄儿童应有的活动状况，那么体育教师就需要对这些儿童进行测试。在国内，学校通常会记录儿童的详细信息，教师也可以根据信息来初步判断儿童是否适合接受适应性体育教育。有效的评估要正确反映儿童的当前能力，因此需要借助一些客观手段来分析儿童的当前教育情况，如儿童以前的评价记录信息、儿童当前参与动机与课堂表现的评价分析、儿童现有的能力水平等。

（1）儿童课程参与度的评估。对儿童目前学习成绩和功能性行为水平的描述还必须包括对儿童在一般教育课程中参与度的影响因素分析，即描述他们在适应性体育活动中的参与情况，此评估排除了一些主观信息来源。我们也可以从以下综合评估中了解儿童的目前教育水平：智力评估，教育性评估，发展性需求，社会信息，情绪、行为评估，体能测试，演讲和语言评估，语言优势评估，动机和娱乐评估，以社区为基础的休闲、娱乐、体育和健康评估，相关服务评估，功能性评估。

（2）儿童身体素质和运动能力的评估。对残障儿童的身体素质和运动能力进行观察和评估，必须在对特需儿童进行体育教学之前完成。目前国内还没有统一的参照样表，本书以美国弗吉尼亚大学编制的适应性体育教育初步观察和参照表为例来说明。当有残障儿童参与适应性体育教育时，用此表进行第一次观察。通过观察将该儿童与班级其他普通儿童的能力进行比较和评估，具体内容包括身体素质、粗大运动、行为、意识能力和社交技能等方面。运用此类观察，评估儿童行为表现程度：足够，需要提高，严重不足，未观察到。从而可以对特需儿童参与常规体育课堂的影响因素、儿童身体素质和运动能力有一个较全面的了解。这对课堂教学目标设定、教学内容调适、个别化教育计划的制订起到积极的辅助作用。

缺乏儿童身体素质和运动能力的资料，会使有特殊需要的儿童失去应有的照顾。正确有效的评估可以反映出什么样的课程内容是儿童需要的，什么样的课程内容是儿童不需要的。在课程中如何通过器材、规则、环境和教学方法的调整，使残障儿童能够完全参与到普通班级儿童的体育课中，感受体育课的乐趣；同时也能使正常儿童接受残障儿童，不歧视他们，愿意与残障儿童一起上课，最终实现普通教育与特殊教育的真正融合。

四、教学调整

在具体的教学活动中，大致可以从五个方面对教学进行调整：①对教学目标进行调整；②根据特需儿童的不同身体特点调整课程内容；③在团队和个人体育运动中调整运动的场地、器材和规则；④采取多样教学方式保障适应性体育活动质量；⑤教学评价的调整。通过教学调整尽量使所有儿童都能够有效融入体育活动中，在运动参与过程中获得成功体验，习得适合自身发展的体育运动技能。

1. 调整教学目标

特需儿童体育教学的目标应尽可能地与普通学生相一致。我国《义务教育体育与健康课程标准（2022 年版）》目标包括：①掌握与运用体能和运动技能，提高运动能力；②学会运用健康与安全的知识和技能，形成健康的生活方式；③积极参与体育活动，养成良好的体育品德。《3 ～ 6 岁儿童学习与发展指南》提出了 3 个目标：①具有一定的平衡能力，动作协调、灵敏；②具有一定的力量和耐力；③手的动作灵活协调。但是，在特需儿童运动能力不足的情况下，应适当调整教学目标以适应其实际能力水平。同时，还需要包含适应性体育特有的教学目标。美国学者麦卡宾（McMubbin）于 1995 年提出了适应性体育的 7 个目标：心理上和认知上接受自身限制所在；动作的发展；克服自身障碍的部分；发展技能及认识安全的重要；学习如何放松；发展潜能；理解能力及欣赏能力的发展。因此，融合环境下的体育活动目标应兼具普通体育目标和适应性体育目标。

2. 不同身体素质儿童的方案调整

一般而言，运动水平、能力越低越需要基础性、低结构的体育运动内容。正常儿童 6 岁以前都处于基本动作发展阶段，而对于身心功能存在障碍的儿童要依据他们的具体能力来确定。同时，可以根据儿童不同身体素质来对适应性体育课程内容进行调整（见表 3-6），教师通过有针对性的课程设计，促进儿童参与体育活动，改善和发展儿童某一方面的身体素质。

表 3-6　不同身体素质儿童的体育活动调整方案

力量、耐力素质弱的儿童	平衡能力弱的儿童	协调和准确性弱的儿童
降低目标；缩短距离或是缩小场地；减轻或是缩小器材的重量和大小；允许儿童坐着或是躺着练习；用气不足的球或是悬挂的球；减少活动时间或是增加休息时间；降低游戏的速度或是增加非残障儿童的完成距离	降低重心；允许身体大面积接触器材；加宽支撑物的面积；加宽平衡木的宽度；允许双手展开保持平衡；改光滑的地面为有地毯等覆盖物的地面；教儿童如何合理利用目光；判断平衡问题是否与健康问题相关	抓握或踢打的游戏用比较大、轻、软的球；缩短投掷的距离，减缓速度；在踢或打球活动中，从固定的球到移动的球 利用支撑物；增大目标、靶子的范围

资料来源：吴雪萍．社会生态环境下的适应体育教育[M]．北京：人民教育出版社，2014.

3. 体育活动项目的调整

教师在进行适应性体育课程内容设计时，还可以根据不同残障儿童的特点调整运动项目的场地、器材、技术和规则等，通过有针对性的调整（见表 3-7），帮助随班就读儿童成功参与体育活动，获得适合自身实际的体育技能的发展。

表 3-7　儿童适应性体育活动中可调整项目

项目	具体调整	效果
器材	更轻、更软、更大的球	减慢速度，提供充足的练习技能时间
	更短、更轻的击球器材	身体弱、技术差的儿童能更好地控制
	更大的气球器材、更大的靶子	减少错误，提高成功率
	沙包代替球	易抓到，帮助手不灵活儿童投掷得更好
	用气不足的球，踢定点球和踢球	球速减慢，反应时间充足
技术复杂程度	推轮椅代替跑步，滚球代替踢球，用球棒击球代替踢球	增加参与比赛、取得成功的机会
	简化动作，用发球、接球代替连续接发球	增加参与比赛、取得成功的机会
	用道具增强技术，如在抓人游戏中使用毛巾	增加参与比赛、取得成功的机会
规则的调整	不同限制，允许某些动作得分	增加参与比赛、取得成功的机会
	只采用主要规则	降低比赛复杂程度
	分组时人数不等	增加参与比赛、取得成功的机会
	增加次数	增加参与比赛、取得成功的机会
空间的调整	使用小面积球场，减少活动范围	增加技术使用和参与比赛机会
	降低或移近靶子	降低失误，提高成功率
	移动起跑线和终点线	增加参与比赛、取得成功的机会
	指定位置，减少面积空间	增加参与比赛、取得成功的机会

资料来源：吴雪萍．适应体育概论[M]．北京：高等教育出版社，2015.

以残疾儿童参与足球运动为例来说明如何进行活动调整。如果一个儿童患有智力障碍，可以为他调整活动规则，简化规则；如果儿童肌肉力量弱，可以使用轻小一些的球；如果儿童协调能力和心肺功能弱，可以根据实际情况减少两球门的距离。调整活动策略的最终目的是帮助运动能力受限的儿童发挥他们的最大潜能。

4. 教学手段和方法的调整

教师采用多样的教学手段和方法，可以对儿童上课的积极性、运动技能的掌握程度、身体练习的质量等有着积极而直接的影响。根据融合班中残障儿童的个体差异性，要求教师教学手段灵活，方法多样，从而保障融合班残障儿童适应性体育活动的质量（见表 3-8）。

表 3-8 儿童适应性体育活动中可调整的教学手段和方法

教学手段和方法	可调整的内容
教学方式	提出要求、解决问题、探索发现
班级格局和人数	小型或大型的分组，全班指导或个别辅导
指导方法	口头提示、动作示范，身体接触指导
停止和开始指示	口哨，手势，身体接触
时间段	上午前期、后期，下午前期、后期
教学时段	儿童听从指导的时间长短
预期参与的时间段	儿童能够参与完成任务的时间长短
学习的顺序	如何来安排教学内容的顺序
教学布置	室内或室外，部分场地或整个场地
影响环境因素	光线、温度、其他的设施
教学次数	安排每周的指导次数
难度水平	教学组织上的难度调整
动机水平	设置积极的教学环境和游戏活动

资料来源：Block M E. A Teacher’s Guide to Including Students with Disabilities in General Physical Education[M]. 3rd. Baltimore, Maryland: Paul H. Brookes Publishing Company, 2007.

5. 教学评价调整

教学评价是运用观察、会谈、测验、资料分析等方式了解并探讨个体在所处学习情境中的现有水平、预测未来的可能表现和可能发展。教学评价调整就是改变试题或施测的程序，使学生能够参加评价并使其能力不受障碍影响而显现出来。融合体育教学评价调整是指在融合教育的环境中，根据身心残障学生要求或障碍特质，适度调整体育测验或考试方式、过程、情境，或提供替代的运动项目，使残障学生能公平地参与考试。普通儿童通过立定跳远来评价下肢肌肉力量素质，而对于下肢残疾的儿童来说该如何来评价呢？可用上肢力量来代替或该项不做评价。教学评价调整的原则主要有：①调整的目的在于促进身心残障学生公平地参与评价而非使被评价特需学生在评价中获益；②由个别化教育方案（IEP）小组成员根据学生的IEP来决定；③调整的项目是学生在平时体育学习过程中已经使用过的，而非只针对参与评价而另外特别使用；④在调整评价中的测验分数是否纳入标准化计分的程序，要视调整后测验的本质是否改变而定。

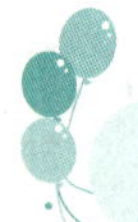

第五节 其他实用运动疗法

理论上，所有的康复手段或技术都可以作为儿童运动康复的训练技术内容，但是作为非执业医师和非临床工作人员，药物、手术、针灸等医疗技术并不属于本书的探讨重点。对于兼具融合教育技能的学前教育教师来说，除常见的生物力学技术、感觉统合训练、神经生理学疗法，以及引导式教育、适应性体育等之外，其他实用技术如水中运动疗法与舞蹈动作治疗等在儿童运动康复实践中也已被证明表现出良好的效果。

一、水中运动疗法

水疗法（Hydrotherapy，HT）利用各种不同成分、温度、压力的水，以不同的形式作用于人体（如压力、气泡、涡流、温热等），以预防和治疗疾病，改善心肺功能，是促进儿童功能障碍恢复的重要方法。水疗法与运动相结合，称为水中运动疗法（hydrokinesitherapy），如徒手牵伸、力量练习、稳定性训练、水中步行等。水中运动疗法利用水提供的多种浮力（不同深度的泳池或水槽），让患儿能够较容易地克服重力在水中运动，如翻身、步行、平衡、协调性等训练，配合其他康复训练可取得良好效果。已有研究表明，水中运动疗法对关节活动度、抗重力或抗阻活动、心肺适能等都一定益处。[①] 水疗法有一些禁忌证，如高热患儿、癫痫发作期、心肾功能差者、呕吐或腹泻、开放性损伤、出血倾向、传染性疾病、皮肤/耳/眼感染或炎症等。

① Kisner C，Colby L A，Borstad J. Therapeutic Exercise：Foundations and Techniques[M]. 7th ed. Philadelphia：F. A. Davis Company，2018.

1. 基本理论

1）水的物理特性

不管是水的压力还是温热效应都属于水的物理特性，利用这些因素开展治疗都属于物理因子治疗（物理治疗的两大内容之一，另一个是运动疗法）的范畴。

（1）机械力，水有浮力、压力，通过人工加压产生冲击力。浸入静止流体中的物体受到一个浮力，其大小等于该物体所排开的流体重量。人体的肺内含有空气，其比重平均为 0.947（小于 1.0），因此大多数人在水中可以浮起。同时，不同的浸没深度可提供不同的浮力水平，如图 3–8 所示。在实践中，可以利用这种浮力来调节身体下肢所承受的重力 / 负荷大小。

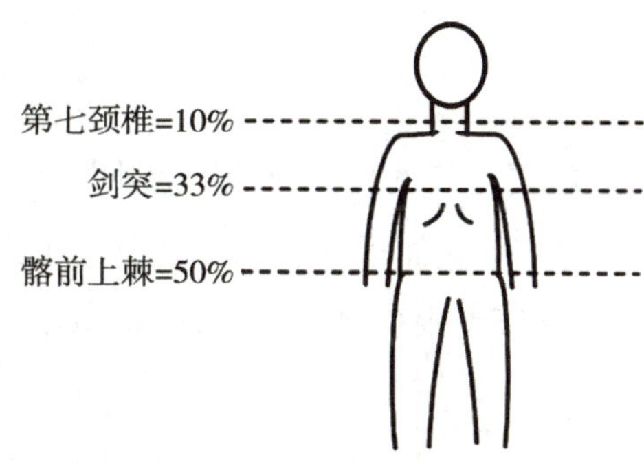

图 3–8　身体不同浸没深度时承受体重百分比

（2）热传导性、可塑性好，存在对流现象。水具有较大的热容量并有较大的热传导性，热传导性约为空气的 25 倍。水具有较强的可塑性，可任意改变其形态，可与身体各部分密切接触，是传递刺激的理想物质。水有对流现象，温度低的水向下沉，高的向上浮，水疗时水与皮肤接触不断进行温度交换，因而有明显的温度刺激。

2）基本原理

其实质是以水这个媒介物作为一种外因刺激来改变外界环境，并通过神经—体液的调节机制，引起体内器官功能变化。当人体体外环境温度突然降低，刺激皮肤冷觉感受器产生神经冲动，此冲动通过传入神经传给下丘脑的体温调节中枢，体温调节中枢通过传出神经传给甲状腺（以上为神经调节部分），甲状腺分泌甲状腺激素通过血液循环作用在几乎所有体细胞中，加快新陈代谢，产生大量热量（此部分为体液调节），维持体温恒定。其作用机制主要有以下三个方面：①温度刺激。全身冷水浴，初期血管收缩，不久血管舒张；冷刺激使神经兴奋，肌张力增加；温水浴，降低肌张力，减轻疼痛和缓解痉挛等。②机械效应。外周（特别是四肢）静水压力可使体液回流；水流冲击可使血管扩张、神经兴奋。③化学作用。水可溶入各种矿物盐类、药物和气体。

3）分类

标准不同，分类也不同。

（1）按温度划分：冰水浴，0～4℃；冷水浴，5～25℃；低温水浴，26～32℃；不感温水浴，33～35℃；温水浴，36～38℃；热水浴，39～42℃；高热水浴，大于43℃；一般治疗式运动锻炼适宜于26～35℃，若患儿存在肌肉骨骼疼痛可设置水温为33℃，而耐力性心肺适能练习可设置水温为26℃～28℃之间（即通常泳池温度）。

（2）按水的成分划分：海水浴、淡水浴、温泉浴、药物浴（西药浴及中药浴）、矿泉浴、气水浴等。

（3）按运动形式划分：泳浴和水中训练等。

2. 基本程序与方法

1）训练程序

（1）准备阶段：主要使康复训练的患儿克服“恐水”心理。恐水患儿会因为肌肉保护、水压反应及不适宜的运动形式而增加症状。通常，可以为患儿提供一个指导手册并加强讲解、沟通，内容包括浸没水中对平衡的影响，浸没身体的控制及漂浮物的合理使用等。

（2）下水适应阶段：控制运动功能障碍儿童入水姿势，循序渐进，防止诱发异常姿势。

（3）水中个别训练：由于患儿自身姿势异常和功能障碍，应在他人的协助下进行水疗康复训练。在克服初期的不适应后，一些患儿开始尝试进行主动运动，此时应注意控制好姿势。不主张过度限制患儿的主动运动，基于患儿运动障碍程度，给予不同形式、程度的协助。

（4）水中集体活动和游戏：主要采用鼓励的方法进行集体训练。但有一些严重障碍患儿，必须采用特殊的辅助工具进行姿势控制，让他们在安全可靠的环境下进行康复训练，如游泳气垫或特殊的游泳圈的使用等方式。

2）水浴——以痉挛型脑瘫儿为例

根据治疗部位，选择游泳、全身或局部水浴，水浴时可加以适当舒筋活血的中药，温度为33～38℃，采取舒适体位，将肢体浸入水中，在水中可配合改善关节活动度等传统中医按摩手法。治疗时间根据患儿年龄及体质而定，一般每次10～15 min。

3）水中游戏——以“青蛙找小蝌蚪”游戏为例

目的：训练儿童在水中的躲闪力、追逐力，提高全身协调能力，促进听觉神经的发展。充分体会在水中嬉戏的乐趣，熟悉水性，激发儿童学习游泳技能的兴趣。

方法：选两名儿童演“青蛙”，其他儿童演“蝌蚪”。“青蛙”紧闭双眼，通过水声和其他儿童的尖叫声去追逐和找“蝌蚪”（允许大声尖叫，这会引起儿童的兴趣）。“青蛙”在追逐“蝌蚪”时，“蝌蚪”可以攀在水池的边沿快速移动躲避。当“青蛙”抓到“蝌蚪”后，“蝌蚪”就长大变成了“青蛙”，成了新的追逐者。重复几次游戏，让儿童充分体会在水中追逐、躲闪的乐趣。多次游戏后，可增加游戏难度，加入、更换水中动物角色，以及潜水追逐等。

提示：不要强迫不会游泳的儿童参加游戏。如果儿童刚开始有些害怕，可以由父母或监护人和儿童一起扮演青蛙或蝌蚪，让儿童逐步适应游戏节奏。或者，先在陆上水池边玩几次追逐游戏，再逐步到水中进行。也可以先学仰浮或配以救生圈进行保护。

4）注意事项

（1）水疗室要保持室温在 19 ～ 24℃，通风良好，注意用水清洁，预防绿脓杆菌（引起皮囊炎）。

（2）水疗前 1 h 内不应进食，防止呕吐引起窒息；要排净大小便；安排在其他训练之前进行，这既有利于提高后续训练效果，也可防止患儿过度疲劳。

（3）治疗前最好先冲个温水淋浴使全身湿透，再慢慢下水，入水后应等几分钟再开始；患儿入浴后水面不宜超过胸前区，以免影响心功能；水中游戏宜在浅水区进行。

（4）治疗过程中，掌握好训练时间（10 ～ 30 min）和运动量，如患儿出现头晕、大汗、疲劳状况，应停止治疗，观察 15 ～ 30 min 后离开。

（5）治疗后要进行温水冲浴，水温由 35 ～ 36℃开始，逐渐降至 30℃左右，然后保暖休息 15 ～ 20 min，再外出回病房，以防止感冒或因疲劳乏力而摔倒。

二、舞蹈动作治疗

舞蹈动作治疗（Dance Movement Therapy，DMT），是把舞蹈动作作为疗愈的工具，其依据是身心不可分离；其基本假设是身体动作反映了内在情绪状态，动作行为的变化会导致心理的变化。研究表明，身体和精神心理是相互影响的，通过对人体各个部位的训练，大脑里对应的神经元会发生相应的变化。这在神经科学的实验中已经得到了证明。因此，可以通过经历和感受身心的根本统一来帮助那些亚健康、精神疾病患者和身残或者智残个体的康复。

舞蹈动作治疗在情绪、交往、自我发展等领域与心理发展有内在联系。在舞蹈动作治疗过程中通过肢体语言的方式将自己的心理问题表现出来，舞动治疗师通过对他们动作质感参数 [流动（flow）、空间（space）、重力（weight）、时间（time）] 的描述

（主要是身体各部分的使用、行动的空间路径及其创造的思维状态与心理特质的变化），辅导他们尝试以不同的肢体动作语言表达内心的情绪与想法，促进个体情感、身体、认知及身体方面的障碍得以改善，以达到增强个人意识、改善心智并促进社会整合的目的。

1. 代表性技法或理论

1）拉班动作分析

拉班动作分析（Laban Movement Analysis， LMA）由德国著名人体动作科学家鲁道夫·冯·拉班（Rudolf Von Laban，1879—1957）创建，是一种描述人体力效和空间使用时身体动作变化的特质，力效和形状理论完整地帮助我们观察分析个体动作的方法。舞动治疗师更多的时候是通过病人的身体进行观察，而不仅仅是听病人的讲述（因为病患可以言不由衷）。舞动治疗师随时都在注意病人肢体各个部位的变化，从而推断出一系列的心理变化。所以，对一些语言障碍和智障的人群，舞蹈动作治疗能够显示其独特的优势。同时，舞蹈动作治疗调动并挖掘了全身的资源。

患有自闭症的儿童通常会展现出如刻板行为、理解或运用语言的困难、异常的感官反应，以及对于改变的强力抗拒等问题，也经常被我们描述为“活在自己的世界里”，他们特异的动作模式使人们无法理解并走进他们，同时他们也仿佛关掉了与他人接触的大门，或者说他们无法找到与普通人沟通的途径，而透过非语言的方式可以很好并有效地接触这些儿童。例如，观察儿童的非语言沟通信息，并通过拉班动作分析找出自闭症儿童的行为模式和特点，并找到与患儿沟通的非语言方式，再进行动作缺失部分的刺激与补偿，丰富自闭症儿童的身体经验，使相对应的感受、情感得以发展。又如，在观察患儿动作时，发现其不断用手保持同一节奏拍击物体，当治疗师观察到这种动作要素或元素被呈现出来后，可以先尝试模仿其动作达到同频，在被患儿注意到后尝试改变动作的速度和节奏，丰富其动作表达，激发更丰富的情感体验。通常我们也常将动作特点与人格特征联系在一起讨论，但需要注意的是，有时候动作表达与情感表达并不一定实时对应，观察时要避免对力效的词汇进行评判，不能只见树木不见森林。不可否认的是，在观察中引导自闭症儿童向更好的方向连接身体和心理，使其进一步向具身化发展，动作是联合我们身体中不同部分的一个很好的因素。

2）精神运动疗法

精神运动疗法，即 Espenak 技法。精神运动疗法（psychomotor therapy）的理念是结合舞蹈训练和深度心理学创始人阿尔弗雷德·阿德勒（Alfred Adler，弗洛伊德的学生）等的理论和方法，由美国舞蹈动作治疗学家凌洁·爱斯本（Liljan Espenak，1905—

1988）创立。爱斯本认为，身体的动力、思想和心灵，并不是分离的各个部分，而是个体人格的整体表现；通过肢体表达性运动能够帮助我们抵消自卑感和依赖性；通过团体舞动练习，能够使我们发现和发展社会归属感，从隔离中走出来，消除不安全感、愤怒和恐惧。“共情”“适应”“关系”和“非语言交流”是精神运动康复的四大理念，目的是让患者与其家人能真正主动参与到康复中。1967 年，精神运动疗法的另一代表性人物苏比朗（Soubiran）教授在法国巴黎开办了一所法国高等教育部及卫生部认证的教学机构——法国宜世高等精神运动与康复学院（简称宜世学院）。2014 年，宜世学院在中国推广精神运动康复学。目前，中国康复医学会儿童康复专业委员会下设有精神运动康复学组。

3）雀丝技法

玛丽安・雀丝（Marian Chace，1896—1970）认为，舞蹈作为一种非言语沟通方式，满足了人类最基本的需求。作为一种直接的表达和沟通方式，它可以接触到那些难以抵达的内心深处。雀丝技法（Chace 技法）强调治疗性动作关系的建立，包括与病患个人和团体。研究表明：在雀丝镜像联系中，神经元得以激活并在 500 ms 之内被同步，这组相同的神经元被后来的研究发现并定义为镜像神经元系统。这是从神经科学的角度找到了舞蹈动作治疗中共情、调和、依附的物质基础和证据。通过这种可视化的方式，我们可以相互直接地建立起关系。

雀丝技法主要分为四部分：肢体动作、象征、治疗性动作关系和节奏性动作。它也是一套独特、完整和自足的团体治疗系统，其将舞蹈动作为一种互动、沟通和表达的主要方式，包含了开端（热身）、中间（主题发展）和结尾。每个阶段都有其自己的干预方式和目的。如初次接触的热身，治疗师会观察并了解每位成员的动作模式并直接地和每个人发生接触，让成员感受到治疗师的存在和心理安全感，再通过一系列的镜像、共情反射、动作启发和动作对话等干预手段构建团体。这里要说明的是，在雀丝技法中，镜像并不是单纯的对动作的简单拷贝，而是需要身体和视觉上感受患者正在经历的感受并试图和他们沟通。本质在于通过治疗师的肌肉活动和言语解释来“镜像”或反射她所感受到的患者的肢体和动作，对动作和意义的镜像也称为动觉共情或共情反射。除了镜像这一重要的手段，治疗师还会通过阐明并扩展动作的潜力来进行干预，如我们发现一位患儿紧握双手站立，整个身体反映出他正处于紧张中，治疗师便会从他紧张的部位出发，编创一些简单的放松动作，帮助他从紧张的情感肌肉表达中释放出来。

4）Schoop 技法

通过舞动帮助个人以一种和谐的方式去体验内心的冲突情感，借此让我们首先和当下的现实连接，然后超越日常生活与其他的人和生命体，过去、现在和将来建立浑然一体的联系。斯切普（Schoop）在其治疗过程中大量应用舞蹈、戏剧、哑剧等各种表演形式，多方位充分帮助病患表达自己的内心体验和幻想，并接受自己和让他人接受自己。Schoop 的课堂或治疗中充满了玩性、表达和创造。在即兴体验中，我们常会通过意象、想象进行。比如，在面对一个为日常生活或家庭工作等琐事所困，感到对生活绝望而无力的人，我们会在即兴中给予其辽阔的海洋或高峻的雪山、广袤的草原等环境的想象引导，再给予其自身如海燕、雄鹰等身体意象的引导，在舞动中尽可能地让其在空间中张开身体去自由舞动，在舞蹈中释放消极情绪，丰富自由和可控的身体感受，从而缓解其内心的抑郁情绪，最终达到一定的疗愈效果。

5）真实动作

将意识层面和潜意识经验浮现的积极联想，在舞动治疗中以身体动作的方式呈现并发扬光大，被称之为深度的舞动治疗。“真实动作”是一种对治疗师和环境都有较高要求的治疗方式，治疗师需要先将受访人引导入一个内心宁静并有安全感的潜意识状态，通过治疗师对受访人进入潜意识状态后的动作表达进行细致的观察，给予不加评判的反馈与支持，让受访人感受到理解与安慰，最终达到一定的疗愈效果。通常，真实动作更适用于不便于或不合适用语言描述的事件而引发的心理或情绪问题的疗愈。可以让受访者在不必说出具体事件就能触发和安抚不良情绪。

2. 在自闭症儿童中的实践

多年的相关实践证明，舞蹈动作治疗透过非语言的方式，运用如镜像、反应、分享自闭症孩子的动作可以有效地接触这些儿童。但在自闭症儿童治疗的过程中，治疗师也应遵守三个重要原则：一是要观察儿童的非语言沟通信息；而是要了解治疗师自己的非语言沟通信息；三是要找到治疗师自己和儿童的身体动作间可交流的点，从而促进动作水平上的沟通和互动。

下面简要介绍编者在应用舞动相关技法治疗自闭症儿童的实践案例：自闭症患儿，女，7 周岁，以往训练发现她对音乐及身体节奏较为敏感。因此，在治疗前准备了不同类型的音乐、小型打击乐器、道具（丝巾、球等）。舞蹈动作治疗持续时间大约 9 周。

“第一次见面并不顺利，我蹲下身和她（自闭症儿童）亲热地打招呼。但在她的眼中，我完全看不到自己的存在。我上前想要触碰她，她却向后躲开了。这也让我的第一次接触显得有些挫败。但我立刻调整状态，开始尝试采用镜像方法。她走进舞蹈教室沿着墙面顺时针不停地行走，偶尔停下拍打墙壁。而我也跟随她的行动在教室中走走停停。

当我觉得她感受到我的存在后，我开始播放节奏感较强又欢快的音乐。我看到她开始注意到音乐的声音，停下脚步倾听着。这时我再次靠近她，她没有之前那样快速地躲避开。我把音乐的节奏化成拍打的节奏在她的手臂上轻轻拍打，不断地变换拍打的位置和方式。她的视线随着我的手的变换开始在身体的不同位置上移动。

我向空中抛洒五彩的丝巾，她发出“哇”的声音。我反复做这一动作，每次她都随着我的抛洒而发出“哇”的声音，不断地重复后，她自己走向丝巾捡起后抛向空中并伴随着自己的呼声。我双手捡起两条丝巾，边跑边喊着“小蝴蝶飞起来喽”。她时而看着我，时而看着墙面。我将丝巾放在她手中并上下挥动她的手臂，她看到镜子中的自己，慢慢地自己也开始舞动双臂并说着“小蝴蝶”。

我把她背在身上，用我身体的韵动让她感受到空间的起伏和节奏的变换。这一次，她不知是因为害怕还是激动，紧紧抱着我。第一次她笑得如此开心。我把瑜伽球几次推给她，终于她看了看也把球推给了我，那一次我们玩得很开心。结束后，我说“JY 再见”。已经习惯了收到相同回复的我，第一次听到了“★老师再见”。之后的再次见面，她见到我就会说“跳舞、跳舞……”并拉着我的手走进教室……”

特需儿童的舞蹈治疗，是从根本上处理感觉运动和知觉运动的发展与统合，最终建立身体意象和发展自我概念。通过动作的引导帮助患有自闭症的儿童去理解他们的身体和动作的能力，他们才能应对外部环境的需求。换句话说，除非有自我感，把自己当作一个区别于其他人不存在的单独的实体，否则他们无法有效地或有情感地连接自己之外的事物。

镜像给治疗师提供的关于这些儿童也许还没被发现的有价值的信息。另外，也传递了一个重要的信息给这些儿童，即他们被完全的接纳。要注意的是，镜像不是模仿，它是通过动作来和孩子真正取得连接的一种更加深入、更加丰富的体验，这种和谐传递出一种深深的接纳，这样的接纳经常使孩子把他的焦点从内部刺激转向外部环境的刺激，从而增强了与外界的连通性，并为相互沟通铺平了道路。

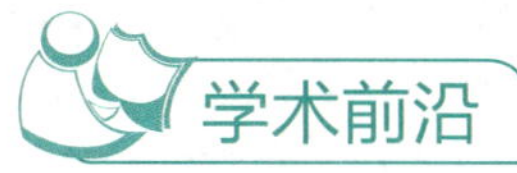

残疾儿童作业治疗的有效性[①]

作业治疗旨在促进儿童生活角色的融入水平。目前，存在着各种各样的作业治疗

① Novak I，Honan I. Effectiveness of paediatric occupational therapy for children with disabilities：A systematic review[J]. Australian Occupational Therapy Journal，2019（66）：258–273.DOI：10.1111/1440–1630.12573.

方法。为了总结残疾儿童的最佳干预证据，以帮助家庭和治疗师选择有效的护理方法，诺瓦克（Novak）等人于2019年使用Cochrane方法进行了系统评价，并根据PRISMA报告了研究结果。结果显示，129篇文章符合纳入标准（75篇为系统评价，54篇为随机对照试验），测量了52种干预措施的有效性，涵盖22种诊断，分析了135种干预适应症。评估的适应症中，有30%被评为“做”（绿色），56%被评为“或许可以做”（黄色），10%被评为“或许不可以做”（黄色），4%被评为“不可以做”（红色）。绿色（“做”）作业疗法包括：行为干预，双手操作的，指导，认知干预，任务导向训练，限制诱导运动疗法（或+双手操作的），聚焦内容的，烧伤患者手持式教育，早期干预（应用行为分析，发育护理），以家庭为中心的护理，喂养干预，目标导向训练，书写专项练习，家庭计划，共同关注，心理健康干预，毒后作业治疗，肌效贴，疼痛管理，父母教育，图像交换通信系统，定位训练，压力护理，社会技能训练，跑台训练和减重计划。该研究认为，那些倾向于身体活动水平的，“自上而下”（任务导向训练，激发儿童兴趣和主动性）的及父母教育的比起“自下而上”（如感觉统合训练）的作业疗法效果要好。

【本章思考题】

（1）易化牵伸技术是什么?

（2）平衡训练的原则有哪些?

（3）请简述感觉统合发展的基本过程。

（4）什么是引导式教育中的任务分析?

（5）试着向家人介绍舞蹈动作治疗。

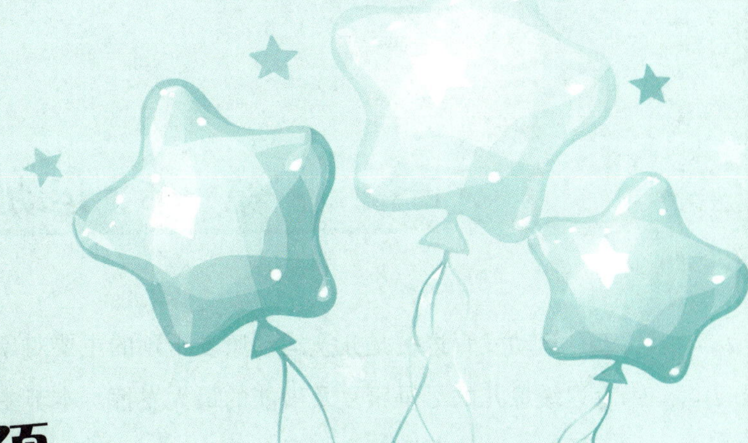

第四章　干预

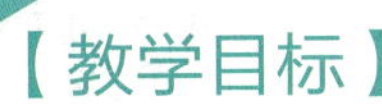

【教学目标】

➢ 师德养成目标：能够尊重各类功能障碍儿童，遵循运动康复过程中的操作规范。

➢ 知识与能力目标：能够初步运用相关训练技术与干预方法促进各类功能障碍儿童的发展，能够按照儿童功能障碍情况初步设计融合体育活动方案。

➢ 情感与意志目标：对各类障碍儿童能感同身受，能积极开展融合体育活动。

【教学重点与难点】

➢ 教学重点：运动发育迟缓、孤独症谱系障碍、肥胖症儿童的运动康复。

➢ 教学难点：智力障碍、孤独症谱系障碍儿童的融合体育活动。

第一节 运动发育迟缓

运动发育迟缓是儿童运动康复干预的主要对象。早期评估、早期干预有助于运动发育迟缓患儿的尽早康复及潜能的最大发挥。本节主要介绍运动发育迟缓的概述、评估与干预及融合体育活动策略等内容。

一、概述

运动发育迟缓（Motor Developmental Delay，MDD）是指儿童运动发育指标/里程碑（如翻身、坐、站、走等）没有达到相应年龄段应有的水平。据报告，我国儿童 MDD 的发病率为 6% ～ 8%。[①]MDD 并出现姿势、肌张力异常者被称为运动障碍。运动障碍的常见原因有围生期脑损伤、染色体异常（先天愚型等）、先天性中枢神经系统畸形（脑积水、脑穿通畸形等）、神经系统变性疾病（婴儿型脊髓肌萎缩症）、先天性代谢病（脑白质营养不良）等，其中脑性瘫痪最为常见。在实践中，脑性瘫痪在早期（一般小于 2 岁）或在没有明确诊断之前可称之为 MDD，但并不能因此而不重视其康复训练。任何发育迟缓都需要引起警惕，越早评估与越早干预效果越好。

二、评估与干预

1. 评估

根据运动康复流程，在干预之前、之中及之后都需进行评估。可采用新生儿 20 项行为神经检查法、儿童发育行为评估量表、生物力学评估等对疑似 MDD 儿童进行评估。儿童发育行为评估量表法的运动区发育商小于 70 分或 PDMS-2 的大运动发育商小于 85 分是判定 MDD 的重要依据。同时，还可采用 ADL、PedsQL 及 ICF-CY 框架等对儿童的日常生活活动能力、生活及环境等做出科学评估（具体请参见第二章第四节、第五节评估方法等部分内容）。

① 刘振寰，戴淑凤. 儿童运动发育迟缓康复训练 [M]. 北京：北京大学医学出版社，2018：1-5.

2. 干预

干预越早越好。早期干预是指对运动发育偏离正常或可能偏离正常的高危儿进行有组织、有目的的综合性康复治疗。早期是指生命的早期或症状出现的早期，但干预开始的年龄对于干预的效果具有极其重要的意义，特别是出生后第一年。早产儿、高危儿最好从出生后就开始干预。早期干预的内容主要是指导家长或早期教育工作者开展运动、认知、感觉刺激、喂养、睡姿、坐站行等训练。

基于证据的干预。冯燕青等人通过个案研究后认为，经过 30 天的持续性 Halliwick 技术（适应性水上运动形式）结合知觉动作发展康复训练，MDD 儿童的运动能力、平衡协调、肌张力改善显著。① 陈艳娟等人（2018）通过对 80 例 MDD 儿童在综合早期干预（包括运动疗法、体感音乐及低频电刺激，对照组）的基础上加情景运动训练（包括环境、游戏、目标活动三方面，实验组），结果显示实验组和对照组治疗后 GMFM-88 量表中的 D 区、Peabody 量表的大运动、精细运动 DQ 评分及 Berg 平衡量表评分较治疗前提高，且实验组比对照组高。② 王彦军等人的研究结果显示，经过 12 周的治疗，实验组（肌内效贴联合 Bobath 疗法）和对照组（常规运动治疗方法）患儿 GMFM-B 区（坐位）分值、坐位平衡分级，以及 ADL 评定值都高于治疗前，且实验组高于对照组。③

三、融合体育

融合体育教育（inclusion physical education，简称融合体育）是通过适宜的、多样化的运动设计，使障碍学生与身心健全学生一起参加体育学习的体育教育活动。它以适应性体育为基础，是融合教育的重要组成部分，在学前阶段称之为融合体育活动。

单纯的 MDD 儿童（无其他功能障碍的情况下）完全可以实施融合体育或活动（或称随班就读体育教育）。普通教师应尽量争取资源教师、医疗专家等的支持，同时还应与家长深度合作，促进家长在家中对患儿实施个别化家庭教育计划，巩固融合体育成果。此外，在开展融合体育教学过程中需要进行一定的课程调适。

1. 课程调适

（1）应注重课程教学调适，充分尊重和遵循 MDD 儿童的身心特点和学习规律，合理调整课程教学内容，科学设计教学方式，不断提高对 MDD 儿童教育的适宜性和有效

① 冯燕青，侯晓晖，武月丹．发育迟缓儿童运动康复个案分析：以 Halliwick 技术为例 [J]. 现代特殊教育，2016（19）：74–75.

② 陈艳娟，董尚胜，符仁顺．情景式运动训练对运动发育迟缓儿童的治疗效果研究 [J]. 中国儿童保健杂志，2017，26（1）：81–83.

③ 王彦军，邓小玲，胡长芳，等．探讨肌内效贴联合 Bobath 疗法在儿童运动发育迟缓中的影响 [J]. 当代医学，2019，25（11）：11–13.

性。例如，开展“跳房子”游戏教学时可设计两条格子，要求 MDD 儿童在规定时间内完成一条即可，有能力再完成第二条；而普通儿童则在规定时间内完成两条。又如，过独木桥时，因 MDD 儿童的协调能力较差，也可只要求在规定时间内走完一半即可。

（2）依托艺术教育、感官教育等多种方式的全体儿童活动时，赋予 MDD 儿童适当的角色，发掘其最大潜能，使之获得良好的情感体验，激发自信心，增强归属感。

（3）要重视正向支持的作用，最大程度地减少对他们的伤害。要多寻找患儿的闪光点，给予肯定、鼓励，必要时要降低动作难度，让他们多体验成功，体验快乐，提升自我效能感。同时，要经常与患儿沟通，了解他的内心想法，及时引导疏通。

（4）应完善 MDD 儿童评价制度，突出对社会适应能力培养和劳动技能等方面的综合评价，结合调整过的知识和能力目标，实施个别化评价。

2. 实施原则

（1）融合体育活动内容应具备适宜性和可操作性，不能让 MDD 儿童有太大的挫败感，应在运动中强化他们的自我概念、自我实现，培养良好动机和运动成就感。

（2）开始实施融合体育活动时，应始终注意控制其运动量，不应让其太兴奋而运动量过大或超负荷，产生负面作用。

（3）教师和助学同伴及 MDD 儿童应随时注意体育活动中潜在的危险，以免造成伤害。

（4）要与家长、医生及相关专业团队保持密切联系，拓展教学资源，以更有效、更安全地实施融合体育活动。

第二节 发育性协调障碍

一、概述

1. 概念及流行现状

发育性协调障碍（Developmental Coordination Disorder，DCD）是指运动能力和运动协调能力的不足导致日常生活活动能力和学习成就受到影响的一组神经发育障碍性疾病。[1]DCD存在动作技能协调性障碍，主要表现为精细动作和粗大动作发育迟缓，动作笨拙，学习动作技能速度明显落后于同龄人，但智力发育正常。其是儿童期常见的发育性功能障碍。DCD发病率在不同性别、地区、文化等方面存在明显差异。有研究显示，DCD儿童中男孩发病率大约为70%，远高于女孩。[2]美国5～11岁儿童DCD患病率为5%～11%，加拿大10～13岁儿童DCD患病率为8%，中国儿童DCD患病率为5%～9%。[3]不同国家DCD患病率差异的原因之一可能是诊断工具有所不同。

DCD的诊断标准如下。

（1）运动协调性能力的获得和执行低于正常同龄人，动作笨拙、缓慢、不精确，可伴有显著的运动发育里程碑落后（抓握、坐着玩、行走、蹦跳等），以及运动技能和书写能力的障碍。

（2）运动协调障碍会持续显著地影响日常生活、学业、工作，甚至娱乐。

（3）障碍在发育早期出现。

（4）运动技能的障碍不能用智力障碍或视觉障碍解释，也不是脑瘫、肌营养不良、脊髓性肌萎缩和退行性疾病等所致；如果同时存在智力障碍，运动障碍的症状要比单纯智力障碍所应有的运动障碍明显严重。DCD与多种发育性障碍共病，最常见的为注意力缺陷多动障碍（Attention Deficit and Hyperactivity Disorder，ADHD）。高达50%的DCD儿童满足ADHD诊断标准，甚至有学者认为他们间存在基因联系。

2. 影响因素

DCD并不是由单一的因素造成的，它是一种综合征。以往学者对其影响因素进行不同程度的分析和探讨，试图确认DCD产生的真正原因，但仍未形成统一结论。有学者认为，DCD是由“轻微脑发育障碍”引起的，孕期内胎儿缺氧是影响大脑发育的重要因素。孕前保健特别是孕前检查，对及时发现胎儿宫内异常状况具有重要作用。DCD的发病与广泛性发育障碍、智力低下或者严重神经损伤无关，影响因素一般包括生理、心理、社会等多个方面。

---

① 李晓捷. 儿童康复学 [M]. 北京：人民卫生出版社，2018：160.

② Missiuna C，et al. Description of children identified by physicians as having developmental coordination disorder[J]. Dev Med Child Neurol，2008，50（11）：839-844.

③ Pearsall-Jones J G，et al. Motor disorder and anxious and depressive symptomatology：A monozygotic co-twin control approach[J]. Res Dev Disabil，2011，32（4）：1245-1252；苏亭娟，孙玉叶，章景丽，等. 扬州市城区学龄前儿童发育性协调障碍的流行病学调查 [J]. 中华疾病控制杂志，2017，21（2）：183-186.

1）生理因素

脑组织发育的一系列轻微变异是DCD产生的主要原因。DCD发病不是某个脑组织区域的病变，而是弥散分布。从早期命名为轻微脑损伤和轻微脑功能障碍表明，DCD与脑组织损伤和发育异常密切相关。有研究者认为，早产、基因异常、低出生体重、围产期缺氧窒息与DCD发病有关。妊娠期因素：①孕妇有流产征兆，胎儿发育不完全；②孕妇妊娠期有酗酒、抽烟、喝咖啡等不良习惯，造成胎儿脐带萎缩，营养供应不足，大脑发育不良等问题；③孕妇呕吐严重、胎儿营养不良；④孕妇不当用药等。儿童期因素：发烧至39℃以上，并高烧不退，引起脑膜炎、脑炎、脑损伤等。

2）心理因素

心理因素也是DCD产生的重要因素之一，DCD儿童因动作学习缓慢、协调能力差，常会受到同伴取笑，自尊心受到伤害，从而不愿参加体育活动，出现运动焦虑、自卑、自信心不足、挫败感甚至抑郁症，严重时会出现孤僻症等心理障碍。同时，还可能由于超重、肥胖或疾病等因素对参加体育活动不自信，家长和教育工作者未能及时有效地进行疏导，继而引发更加严重的身心健康问题，进而长期缺乏体育锻炼和社交活动，导致运动不协调，运动技能学习能力差等。[①]

3）教育因素

传统的中国式教育，即过早大强度地进行认知教育，这种灌输式教育方式在某种程度上限制了大脑的全面开发。在应试教育的大环境下，我国儿童受教育模式以专注于课本知识为主，实践创新能力培养较少，父母过分保护、溺爱孩子，父母为其代劳许多操作性的动作，儿童运动感知觉、视空间知觉、触觉得不到发展，导致运动技能差，动作不协调，时间、空间控制能力差，操作能力差。

4）家庭因素

家庭因素包括父母受教育程度、家庭收入、居住环境等。主要表现在父母受教育程度影响教育理念和投入；家庭面积小，狭小的爬行、活动范围导致儿童感知觉发育受到限制。另外，电子产品广泛应用的影响，儿童大多数时间待在家中看电视或玩手机，儿童接触户外自然环境、事物的机会减少，也可能是造成儿童发生DCD的重要原因。

二、评估与干预

DCD儿童如果不进行及时有效的干预治疗，会产生继发性障碍，如语言障碍、视觉—空间知觉障碍乃至心理障碍等，且不会自动消失，而是随着年龄的增长逐渐凸显。

① 张红，朱小烽．儿童发展性协调障碍与运动干预研究进展[J]．中国全科医学，2016，19（33）：4142-4146.

在国外，DCD 受到医学、教育学、心理学等领域的重视，关于 DCD 的干预性研究也较多。但在我国，由于存在一种错误观点，即 DCD 儿童的协调障碍会随着年龄的增长而逐渐减轻或消失，因而并未引起足够的重视。对 DCD 儿童进行科学评估，制定合理的预防、干预措施，降低 DCD 的发病率是当前亟待解决的问题。

1. DCD 评估

1）MABC-2

儿童动作协调能力标准测试（Movement Assessment Battery for Children-Second Edition，MABC-2）是目前国际上应用较为广泛的标准化测量评定工具，是欧洲发展障碍儿童学会及美国精神病学会强烈推荐的基于循证医学的测量儿童动作协调能力的标准评估工具，通常被认为是判定儿童动作协调能力水平的“黄金标准”。测试共分三个年龄层：3 ～ 6 岁、7 ～ 10 岁、11 ～ 16 岁；依据年龄增加而逐渐提高测验难度，或者给予不同的实施项目。

MABC-2 包含三个主要类别的基本能力：手部灵巧性（manual dexterity），是书写、绘画的基础；定位与抓取（ball skill），是建立空间感、方位感，完成复杂活动的基础；平衡能力（static and dynamic balance），包括静态平衡和动态平衡，是参与群体游戏活动（跨越、双脚跳等）的基础。3 ～ 6 岁儿童的具体测试项目如表 4-1 所示。

表 4-1　3 ～ 6 岁儿童 MABC-2 测试项目

领域与条目	试验内容	试验次数	测量
手部灵巧性			
条目 1	优势手投币	每只手 2 次	时间（s）
条目 2	非优势手投币		时间（s）
条目 3	穿珠子	2 次	时间（s）
条目 4	双轮试验（相距 4 mm 的两线间画线）	2 次	相交次数
定位与抓取			
条目 5	用双手抓豆袋	10 次	成功次数
条目 6	把球滚过 40 cm 宽的球门	10 次	成功次数
平衡能力			
条目 7	优势脚单脚平衡	每只脚 2 次	持续时间（秒，最多 20）
条目 8	非优势脚单脚平衡		
条目 9	跳过齐膝高的绳子	3 次	第几次通过
条目 10	提踵沿 4.5 m 线走	3 次	成功步数（最多 15）

资料来源：Chow S M, et al. The movement ABC: A cross-cultural comparison of preschool children from Hong Kong, Taiwan, and the USA[J]. Adapted Physical Activity Quarterly, 2006, 23（1）: 31-48.

具体方法：计算儿童的年龄，按照年龄确定每一项任务原始分对应的标准分，将标准分相加，得到各维度分和总分，再根据相应常模将维度分和总分转换为标准分百分比。国际上无统一划分标准，有研究提出以下评估标准（见表 4–2）。

表 4–2　MABC–2 儿童动作协调能力评估标准

标准分百分比	评定结果
≤ 5%	存在 DCD
＞ 5% ≤ 16%	疑似 DCD
＞ 16%	正常儿童

资料来源：Blank R, Barnett A L, Cairney J, et al. International clinical practice recommendations on the definition, diagnosis, assessment, intervention, and psychosocial aspects of developmental coordination disorder[J]. Developmental Medicine & Child Neurology, 2019, 613（3）: 1–34.

2）DCDQ–R

发育性协调障碍问卷—修订版（Developmental Coordination Disorder Questionnaire–Revised，DCDQ–R），是国际上公认具有较好信效度的筛查量表，用于 5 ～ 15 岁儿童运动协调发育情况评估，基于循证医学的推荐等级为强烈推荐（具体问卷内容见附录 4）。问卷内容包括精细动作、控制能力、协调能力等儿童功能性运动技能。量表共 15 个项目，每个项目 1 ～ 5 分：1 分“一点也不符合”；2 分“有点符合”（介于 1 分和 3 分之间）；3 分“中等程度符合”；4 分“相当符合”（介于 3 分和 5 分之间）；5 分“最符合”。得分与协调能力呈正相关，总分不大于 49 分为 DCD，49 ～ 57 分为疑似 DCD，不小于 57 分为正常。朱庆庆等认为，该问卷在中国儿童中应用性总体较好，但在学龄前儿童中使用时仍需谨慎。①

另外，也可以通过指鼻试验、指指试验、跟膝胫试验、轮替试验等对儿童的运动协调能力进行评估（具体方法见第二章生物力学评估部分内容）。

2. 训练策略

1）过程导向训练

过程导向训练，又称为“缺陷为导向”方法，包括过程向导训练、感觉统合训练、知觉运动训练。过程导向训练更像是一种“自下而上”的干预方法（由外周感觉信息输入开始），它认为神经系统和骨骼肌系统决定了动作的表现能力，DCD 儿童发病是系统中一个或多个系统发生损伤或发育障碍造成的。

① 朱庆庆，古桂雄，花静．儿童发育性协调障碍问卷中文版的应用研究 [J]．中国儿童保健杂志，2015，23（12）：1260–1263.

过程导向训练是在训练过程中，通过动觉训练活动，提高 DCD 儿童的动作能力。拉斯洛（Laszlo）和贝尔斯托（Bairstow）认为这种训练方法是给予儿童活动内容，对儿童的运动表现进行正向强化，并逐渐增加活动难度。该方法具有内部奖励机制，对于过程导向训练的有效性进行研究发现，正向积极的反馈和激励及儿童的自我效能感增强，是该方法有效的重要原因。

2）任务导向训练

任务导向训练方法是通过动作学习与控制，在动作发展、运动生理学、心理学等基础上，以运动专业人士指导儿童学习日常生活必须技能为主，强调人、任务与环境的交互作用。该方法注重儿童基本动作的习得，特别是移动能力和目标控制能力的学习。任务导向训练法更像是一种“自上而下”的干预方法（由中枢神经 / 大脑驱动），包括特定任务法、神经运动任务法、认知导向的日常动作技能法。

（1）特定任务法。特定任务法强调技能学习本身，研究者认为儿童的运动表现是通过动作技能学习获得的。其是把一个特定的任务分成多个步骤，单独进行学习，最后连接起来完成整个任务动作。该方法有效地提高了动作技能。[①]

（2）神经运动任务法：神经运动任务法重视学习某种运动技能，强调任务和环境之间的相互联系。该训练方法可提高 DCD 儿童的粗大运动和精细动作能力，有效提高儿童在某一特定环境下的动作技能，并有效提高其肌肉力量和心肺功能。[②]

（3）认知导向的日常动作技能法（Cognitive Orientation to daily Occupational Performance，COOP）。该方法以 GPDC（Goal 要做什么，Plan 如何完成任务，Do it 执行计划，Check 评价计划完成情况）为结构框架，儿童通过自我口头表述，完成整个动作学习过程。该方法培养儿童在运动技能学习过程中解决问题的能力，从而提高运动表现。但该方法要求儿童具有一定的认知能力和语言沟通能力，对于低龄儿童或智力低下的儿童可行性较差。任务导向训练方法不仅可以提高运动技能和运动表现，而且能够明显改善 DCD 儿童的平衡能力，增强手眼协调能力，提高精细操作能力及速度与敏捷等综合运动能力。[③] 近年来，有研究者发现，生态学干预法（ecological intervention）对 DCD 儿

① Mandich A D，Polatajko H J，Macnab J J，et al. Treatment of children with Developmental Coordination Disorder：What is the evidence ？ [J]. Physical & Occupational Therapy in Pediatrics，2001，20（2–3）：51.

② Ferguson G D，et al. The efficacy of two task–orientated interventions for children with Developmental Coordination Disorder：Neuromotor Task Training and Nintendo Wii Fit Training [J]. Research in Developmental Disabilities，2013，34（9）：2449–2461.

③ 张康，罗冬梅 . 任务导向训练对发育性协调障碍儿童运动能力影响的荟萃分析 [J]. 中国学校卫生，2018，39（11）：1643–1651.

童干预效果也比较显著，它是 COOP 的进一步延伸，也强调儿童、任务、环境三个要素的相互作用。

此外，哌甲酯是治疗 ADHD 的常用药，DCD 儿童多数共病 ADHD，研究发现哌甲酯可以提高儿童的粗大动作和精细动作水平，提高书写的准确性，但可能会降低书写的流畅性。

3. 训练案例

训练之前，需要对儿童进行诊断，根据具体检测结果分析，制订具体运动方案。干预方案的制订主要从移动能力、平衡能力、控制操作能力、视觉运动整合四个方面入手，分为专项干预和家庭干预。专项干预主要以改善儿童动作能力为主，家庭干预主要以改善儿童日常生活活动能力为主。

例如，专项干预内容主要包括移动能力（爬行、跳、上下楼梯）、平衡能力（如单脚站立、骑自行车）、操作能力（如搭积木、剪纸）、控制能力与视觉运动（如抛接球）等，难度逐渐加大。治疗师给予指导，每周 3 次，每次 45 min，共 12 次。家庭干预包括穿衣服、穿鞋子、吃饭、端碗、如厕等日常生活活动。家长给予监督和指导，干预时间每次不得少于 30 min，1 个月的训练方案如表 4–3 所示。

表 4–3　个训方案

<table>
<tr><th>周次</th><th>类别</th><th colspan="2">内　容</th><th>练习时间</th></tr>
<tr><td rowspan="7">第一周</td><td rowspan="7">平衡、控制操作类</td><td rowspan="2">周一至周二</td><td>专项：单脚站立 5 s，坐在羊角球上，躺在垫子上翻身</td><td>30 min</td></tr>
<tr><td>日常：辅助单脚站立（扶着椅子），积木搭高，在床上滚翻，自己用勺子吃饭</td><td>30 min 以上</td></tr>
<tr><td rowspan="2">周三至周四</td><td>专项：单脚站立（10 s 以上），踮脚尖，骑羊角球，学习在羊角球上慢慢跳动，逐渐加快速度，在垫子上学会滚翻；学习握笔姿势</td><td>30 min</td></tr>
<tr><td>日常：辅助单脚站立，踮脚尖，滚翻，握笔。自己吃饭，穿衣服</td><td>30 min 以上</td></tr>
<tr><td rowspan="2">周五至周六</td><td>专项：复习单脚站立，踮脚尖，羊角球，滚翻。学习走直线，走独木桥，画横线，上下楼梯</td><td>30 min</td></tr>
<tr><td>日常：踮脚尖，羊角球，连续滚翻，走直线，画线。自己吃饭，穿衣服</td><td>30 min 以上</td></tr>
<tr><td>周日</td><td>日常：单脚站立，踮脚尖，羊角球，连续滚翻，走直线，画线。自己吃饭，穿衣服</td><td>1 h</td></tr>
</table>

续表

周次	类别	内　　容		练习时间
第二周	平衡、控制操作、移动能力类	周一至周二	专项：单脚跳、上下台阶练习，走平衡木，画平行线，穿珠子	30 min
			日常：上下楼梯，走直线，画平行线，穿珠子，积木搭高，自己穿衣服、鞋子	30 min 以上
		周三至周四	专项：上下台阶练习，走独木桥，画平行线，穿珠子；学习双脚跳，拼图	30 min
			日常：蹦床双脚跳，上下楼梯，走直线，画平行线，穿珠子，自己穿衣服、鞋子	30 min 以上
		周五至周六	专项：双脚跳、上下台阶练习，走独木桥，画平行线，穿珠子，拼图	30 min
			日常：蹦床双脚跳，穿珠子，积木搭高，自己穿衣服、鞋子	30 min 以上
		周日	日常：蹦床双脚跳，上下楼梯，穿珠子，搭积木，自己穿衣服、穿鞋子、穿鞋带	1 h
第三周	平衡、移动能力、控制与视觉运动类	周一至周二	专项：双脚跳、拼图，学习剪纸、画圆，学习抛接球	30 min
			日常：蹦床双脚跳，拼图，剪纸，画圆，穿衣服，系鞋带	30 min 以上
		周三至周四	专项：双脚跳、拼图，学习剪纸、画圆，抛接球练习	30 min
			日常：蹦床双脚跳，上下楼梯，拼图，剪纸，画圆，穿衣服，系鞋带	30 min 以上
		周五至周六	专项：双脚跳、拼图，学习剪纸，画圆，对墙抛接球（自抛自接）	30 min
			日常：蹦床双脚跳，上下楼梯，拼图，剪纸，画圆，穿衣服，系鞋带	30 min 以上
		周日	日常：抛接球，上下楼梯，剪纸，画圆，穿衣服，系鞋带	1 h
第四周	平衡、移动能力、控制类	周一至周二	专项：单脚跳，双脚跳，走直线，抛接球；学会骑自行车	30 min
			日常：单双脚跳，上下楼梯，拼图，剪纸，画圆，穿衣服，系鞋带，骑自行车	30 min 以上
		周三至周四	专项：巩固练习：单脚跳，双脚跳，抛接球；滚翻，骑自行车	30 min
			日常：穿衣服，穿鞋子，用筷子吃饭，骑自行车等	30 min 以上

续表

周次	类别	内　　容		练习时间
第四周	平衡、移动能力、控制类	周五至周六	巩固练习：跳跃动作，滚翻，抛接球，骑自行车等 + 针对性练习	30 min
			日常生活必须技能	30 min 以上
		周日	日常生活必须技能	1 h

注：日常生活必须技能，包括洗脸刷牙，穿衣服、穿鞋子，吃饭喝水，上厕所，整理玩具，上下楼梯，等等。针对性训练：针对训练中出现的问题要着重训练和指导，如抛接球不稳，对用力方式、手腕控制方法进行指导。

三、融合体育

一般而言，DCD 儿童主要存在动作发展障碍，而在智力方面与正常儿童无明显差异。因此，完全可以开展融合体育活动。针对 DCD 儿童，传统的分离式教育（如特殊学校或者特殊班级）中，教师过分注重儿童的障碍，儿童缺少与正常儿童同伴合作学习的机会，增加了儿童的自卑感，也影响了儿童的社会化。安排 DCD 儿童在普通班级随班就读，不标签化，可以增加 DCD 儿童和普通学生交流和接触的机会，有利于其社会化。但因他们学习与反应会较正常儿童来得慢些，所以需采取适宜的活动模式和教学策略。

1. 活动模式

虽然 DCD 儿童运动技能随着年龄会慢慢有所成长，但由于落后同龄人，会造成心理层面的冲击，形成自信心不足、容易有挫折感与疏离感。为使该类儿童更好地融入集体，教师可采用平行式适应性体育活动模式，对其完成体育活动的目标、任务及器材做适量调整，如在进行翻越障碍物时可降低障碍物高度或者降低单位时间内完成的数量等。

2. 教学策略

1）一般性体育活动

DCD 儿童在运动时间与空间控制、计划能力、执行能力等方面存在明显缺陷，但认知水平并无明显缺陷，可以与其他儿童进行相同的体育活动，但要根据动作发展水平，对动作技术、场地及规则等做一些调整。例如，进行攀爬练习时，因其动作缓慢，可减少单位时间内练习次数，或者投准练习时缩短距离，从而减小活动难度、降低对体力的要求。又如，跨越障碍物，可降低障碍物高度，增加儿童学习的信心和兴趣。

鼓励开展同伴合作学习模式。在开展教学活动时，注重合作学习、同伴学习的机会，增进同学之间的沟通交流，如在走独木桥游戏时，先进行分组，教师可以设置游戏规则，儿童可以独立过独木桥，也可以在同伴的帮助下完成。

2）功能性体育活动

（1）控制能力类训练。通过光学运动捕捉系统发现，对 DCD 儿童进行网球游戏、手持球拍等训练时，DCD 儿童较正常儿童拍球速度慢，肘关节和手腕关节运动时角度大。经过一定时间的训练，能提高其操作控制能力。选择适宜的虚拟现实游戏，也可以改善患儿的协调能力。因此，在体育活动中可增加操控类体育活动，如拍皮球、踢毽子、跳皮筋、轮滑、丢沙包、踢足球等体育活动，从而提高 DCD 儿童的控制能力和神经系统功能。

（2）协调能力训练。手脚韵律训练可以有效提高 DCD 儿童的协调能力。对他们进行同手、手脚同侧、手脚异侧训练时，其在协调动作时稳定性较差，手脚同侧、手脚异侧训练比同手训练协调性差，手脚异侧训练稳定性较手脚同侧训练差，训练后其协调能力显著提高。因此，建议经常参加有氧舞操、基本体操等活动。

（3）平衡能力训练。对 DCD 儿童进行包括平衡木静止训练和蹦床站位编排训练时，他们的平衡能力和身体控制能力均得到显著提高。因此，建议 DCD 儿童经常参加平衡类体育活动（见表 4–4）。

表 4–4　儿童平衡类体育活动介绍

内容	练习方法
平衡木	让儿童在平衡木上练习前进、后退、单腿站立、接球与抛球等活动
蹦蹦床	让儿童在蹦床上面随意做各种动作以训练其身体的平衡能力
脚尖走路	像练习芭蕾那样训练儿童用脚尖走路，看他们能否维持身体的平衡
滑滑梯	在比较矮的滑梯上让儿童倒滑，教师或父母在一旁帮助
暗室通道	让儿童在一个较暗的室内通过一些障碍物，并维持身体的平衡
端水练习	让儿童手端一杯水，在一定时间内不让水洒出来；或者让儿童将一杯水从左手换到右手；或者让儿童端一杯水进行身体旋转运动

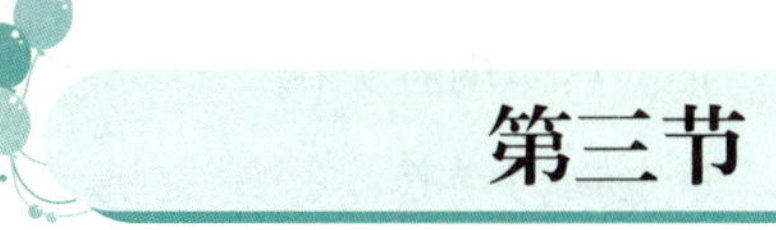

第三节　脑性瘫痪

一、概述

脑性瘫痪（Cerebral Palsy，CP）简称脑瘫，是一组持续存在的中枢性运动和姿势发育障碍、活动受限症候群，这种症候群是发育中的胎儿或婴幼儿脑部非进行性损伤所致。[①]CP 诊断的四大必备条件：①中枢性运动障碍持续存在；②运动和姿势发育异常；③反射发育异常；④肌张力及肌力异常。再辅之病因学依据和 MRI、脑电等影像学检查结果。[②]CP 的运动障碍常伴有感觉、知觉、认知、交流和行为障碍，以及继发性肌肉、骨骼问题，60% ～ 70% 合并有癫痫。约有 1/3 的 CP 儿童智力在正常范围之内或优于正常范围，另有 1/3 属于轻度认知缺陷。CP 可分为痉挛型四肢瘫、痉挛型双瘫、痉挛型偏瘫、不随意运动型、共济失调型、混合型等；运动功能的临床分级推荐采用 GMFCS（具体详见第二章第二节相应内容）。全球来看，CP 的患病率在活产儿中为 2.0‰～ 3.5‰，主要危险因素有早产、先天性畸形、宫内感染、胎儿生长受限、多胎妊娠和胎盘异常等，其中产前因素占 70% ～ 80%。

一般而言，半数以上的 CP 患儿可应付基本的日常社会生活，患儿随着年龄的增长，其社会生活能力明显提高，但与同年龄段正常儿童相比，差距更加明显；活动受限程度越重的患儿，其社会生活能力表现越差；偏瘫型、GMFCS I 级水平的 CP 患儿社会生活能力接近正常的 80%，具备与同龄人一起在常规学校就读的相关能力。CP 患儿的运动康复越早越好，低龄患儿可利用各种手段训练，促进患儿获得各种能力（包括运动功能）和正常发育，提高其日常生活质量、心理应变能力、社会交往能力、学习能力、娱乐能力等。

在我国，CP 属于肢体障碍的主要类型之一。2006 年，第二次全国残疾人抽样调查中规定，肢体残疾是指人体运动系统的结构、功能损伤造成的四肢残缺或四肢、躯干麻痹（瘫痪）、畸形等，导致人体运动功能不同程度的丧失，以及活动或参与的受限。据调查显示，肢体残疾人数约占残疾总人口的 29.07%，是残疾的主要类型。CP 儿童的干预策略与融合体育调试方法等也大多适用于其他类型的肢体残疾儿童。

二、干预策略

1. 评估与训练

CP 儿童推荐采用 ICF-CY 框架进行系统评估（具体内容见第二章第四节相应内容）。CP 患儿的运动康复几乎涵盖了所有的技术，如生物力学技术、感觉统合训练、神经生理学疗法、引导式教育，以及近年来较热门的核心力量训练、马术治疗、限制—诱导疗法、虚拟现实技术等。运动康复的内容主要包括头部的控制、支撑抬起训练、翻身训练、

① 该定义在 2014 年 4 月第十三届全国小儿脑瘫康复学术会议上通过。

② 唐久来，秦炯，邹丽萍，等．中国脑性瘫痪康复指南（2015）：第一部分 [J]. 中国康复医学杂志，2015，30（7）：747-754.

坐位训练、膝手立位和高爬位训练、站立和立位训练、步行训练、步态改善和实用性训练等（具体训练方法参照本教材第三章相应内容）。为了促进 CP 患儿精细运动功能的发育与康复，还可以开展拇指、食指捏力训练，做馅饼训练，橡皮泥搓条训练，搭积木训练，指腹捏训练等。运动康复或疗法仅是 CP 全面康复治疗的内容之一。为了达到康复的最佳效果，还需要考虑结合其他康复治疗手段，如物理因子疗法、作业治疗、言语治疗、认知训练、社区和社会康复、药物（肉毒毒素）和手术治疗，以及康复工程技术等。

2. 循证实践

Novak 等人总结了随机临床试验数据的研究结果后提示：①接受早期限制性诱导运动疗法的偏瘫型 CP 患儿短期内的手功能优于对照组，并长期保持此优势；②定期接受监测和干预的双侧瘫 CP 婴儿的髋关节置换、挛缩和脊柱侧弯的比例较低；③接受目标—活动—运动强化（Goals-Activity-Motor Enrichment，GAME）疗法 1 年的任何类型的 CP 患儿，运动和认知功能比接受常规疗法的患儿要好，GAME 是适合中早期强化的、内容丰富的、特定任务导向的、基于家庭训练的干预措施；④由于患儿在熟悉的个性化环境中能够取得最优的学习成果，因此在家庭中进行干预取得的疗效更佳。[①]

3. 早期干预

以往研究表明，运动活动促进了大脑发育和皮质运动区的功能重组。早期主动运动和干预对于皮质的功能及其连接至关重要。越来越多的证据表明，婴儿的运动行为通过探索和与环境的相互作用，可控制并产生肌肉、韧带和骨骼的生长发育，促进神经运动系统的持续发展。因此，临床诊断为 CP 或“CP 高风险状态”后，应接受针对性的 CP 早期干预，以及父母的支持和参与。针对性的 CP 早期干预，可使神经可塑性最优化，最大程度地减少肌肉和骨骼生长发育的异常变化。

4. 核心训练

尚培民等人认为核心稳定性训练可提高痉挛型 CP 患儿的精细、粗大运动功能，改善其步行能力，使功能独立性增加。该研究对照组采用常规康复治疗措施，包括神经发育学疗法和主被动运动训练；观察组在对照组方法基础上增加核心稳定性训练，两组均治疗 2 个月。结果显示，观察组 Peabody 精细运动功能发育量表评价中抓握、视觉—运动整合、粗大运动功能量表、Berg 平衡量表、功能独立性评定表评分高于对照组；观察组 10 m 步行测试所需时间及步数低于对照组。[②]

---

① Novak I，Morgan C，Adde L，et al. Early，accurate diagnosis and early intervention in cerebral palsy：advances in diagnosis and treatment [J]. JAMA Pediatr，2017，171（9）：897-907.

② 尚培民，李燕萍 . 核心稳定性训练对痉挛型脑性瘫痪患儿运动功能及步行能力的影响 [J]. 中国中西医结合儿科学，2019，11（5）：372-375.

5. 水中运动

王国祥等人基于 ICF-CY“个体—任务—环境”功能要素核心观点，在 ICF-CY 理论框架下，以某一痉挛性双下肢瘫患儿为例，对其水疗康复方案进行优化设计，取得了较好的效果。水疗康复方案包括适应性训练、体能与核心稳定性训练、康复训练及水中游戏等。结果提示，患儿平衡能力的改善最为突出，可能是由于水中浮力、净水压及水流漩涡冲击等刺激作用，患儿在静态坐位、站立和动态行走过程中，始终处于相对失衡状态；患儿保持身体在水中稳定的过程，是其自我平衡控制能力训练一个关键环节，充分说明水疗在发展患儿平衡协调能力上的积极作用，尤其是躯干和骨盆的控制能力方面。①

注意事项：对 CP 患儿进行运动康复时，不仅要依据直观观察到的障碍纠正异常姿势和异常运动模式，更要重视功能的建立；不仅要解决局部问题，更要提高整体运动功能；适当进行被动运动训练，但主要应采用诱导运动、主动运动及运动感知等使患儿学习建立和巩固所期待的功能的训练；训练中应高度重视针对性、个性化、多系统、多角度训练的原则，且要注意多种技术与方法的联合运用。

三、融合体育

轻度 CP 儿童开展融合体育活动 / 课相对较容易，但中重度 CP 儿童较为困难。在开展融合体育活动前，需要对 CP 儿童进行教学评估，以设计合适有效的活动方案。同时，还需要了解一些注意事项：①在对 CP 儿童开展融合体育活动时可能会出现一些常见问题，如心肺耐力不足，稍微运动就气喘加深、加快；肌肉力量与耐力不足，无法举重物（或举不久）；多处肌肉长度缩短与关节变形；常跌倒，平衡能力、反应性较差；动作缓慢、协调性差；伴有不正常的肌肉张力或反射等。要事先做出预判、安排与调整，以免在活动中出现问题时手足无措。②不需要过度强调肌肉张力与反射；加强健康体适能（身体组成、心肺耐力、肌肉力量与耐力、柔韧性）的训练；增加平衡与反应性、协调能力的训练；如有必要，可穿矫正鞋进行运动；对于伴有癫痫的 CP 患儿，避免可能诱发病情的高紧张、高压力体育活动内容，如潜水、跳水、举重、攀爬等；通过参与日常生活活动与体育活动来提高自信心；通过各种日常生活活动机会来增加身体活动量。例如：②

壮壮（化名），男孩，5 岁，轻度脑性瘫痪，平衡能力差，不能单独上下楼梯，不能正常跑和跳跃，语言表达和理解能力也较弱。通过融合体育活动，取得了良好的效果。

① 王国祥，梁兵，陶蓉，等．基于 ICF-CY 的脑性瘫痪儿童运动功能评定及水疗方案 [J]. 中国康复理论与实践，2017，23（2）：146-150.

② 案例改编自：黄敏．运动发育迟缓幼儿的早期融合教育 .[J]. 幼教博览，2014（6）：，18～21。

在对壮壮开展融合体育活动之前，先熟悉其一日生活流程。通过熟悉幼儿园的一日生活流程可知，壮壮基本能做绝大部分事情：搬椅子、小便、吃饭、喝水、穿脱衣服等。早操环节中，他能找到自己的位置并跟着老师做动作。双人抬球的融合体育活动中，小朋友们玩双人合作抬球走。孩子们两人面对面，抓住纸棍两端，将球放在纸棍中间，然后前进、后退或侧身行走。此时东东正在找朋友，“东东，壮壮还没找到朋友呢”老师提醒着。热情的东东很快就和壮壮开心地玩起来了。融合体育竞赛：全年级分成若干组，以比赛的形式完成跑、跳、跨、钻等动作。对于壮壮来说，这些项目有难度，但老师没有让壮壮放弃，而是陪同壮壮完成了全部比赛。老师的参与既是陪同更是保护。

进入中班，壮壮已经完全适应幼儿园生活，和小朋友一起如厕、盥洗、吃点心、参加早操、集体活动、午餐、午睡、户外体育活动等。融合体育活动：学做小鸟飞，老师带领小朋友练习登上小椅子——挥动“翅膀”——跳下椅子——寻找食物，重复练习小鸟捕食及从高处飞下的动作。活动开始后，大家都能根据老师的要求完成任务，而壮壮已经将一只脚踩到了椅子上，想将另一只脚也登上椅子，可是无论怎么试都没法完成。此时，老师及时伸出了手，帮助壮壮踩上了椅子。看上去简单的挥动手臂动作，壮壮只要一做，他的上身就会往后仰。老师将他的椅子移到靠墙的地方，这样万一往后仰，他可以靠在墙上。最后练习从椅子上跳下，旁边的钱钱伸出了一只手，扶着壮壮跳下。完成动作后，壮壮开始重复练习。

案例启示：

（1）一日活动提高了壮壮的自理能力。著名幼儿教育家陈鹤琴先生认为：“凡是儿童自己能做的，应当让他自己做。”在一日活动中，老师鼓励壮壮和其他孩子一样，自己的事情自己做，如自己穿脱衣服、鞋袜，收拾整理衣服，独立进餐，自己洗脸，如厕后自觉整理好衣裤，餐前便后自觉正确洗手，餐后正确漱口等。日积月累的督促、检查、提醒，极大地提高了壮壮的自理能力，其良好的习惯得到不断强化，逐步形成自觉的行为。

（2）户外体育游戏发展了壮壮的运动能力。感知运动能力的发展是儿童各项能力发展的基础。经过每天 2 h 户外游戏和动作训练，壮壮能左右手轮流拍球；能从梅花桩上双脚跳跃而下；喜欢和同伴一起参加跑步活动；能愉快地接受同伴的邀请，参加各种体育游戏……

（3）同伴交往促进了壮壮的语言发展。儿童在游戏的过程中自由交往，相互分享，从而得到共同的发展。在幼儿园，提供给壮壮与同伴游戏、交往平台的同时，对班里的孩子进行情感教育，让他们知道要爱护壮壮，不歧视他，尽量让壮壮与其他小朋友在一起游戏、玩耍。当壮壮与小朋友们共同游戏，从游戏中获得了快乐及帮助时，就会慢慢接受这些玩伴，使他封闭的内心渐渐打开，让他产生社会交往的欲望，更快地促进语言能力的发展。

（4）家园配合为壮壮构建发展平台。任何一个孩子的成长都离不开家庭，家长没有因为壮壮的缺陷放弃对他的要求，或是过度保护或歧视，而是经常带他到公共场所或亲友家里走动并和左邻右舍的小朋友一起玩，让他有更多的朋友，并且尽可能地创造机会，帮助他学习更多的本领，帮助他成更优秀的自己。

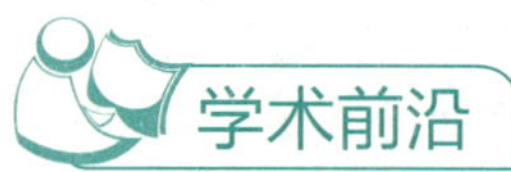

正常儿童考虑是否与身体残障同伴一起玩耍的影响因素①

该研究探讨了与学龄前儿童在各种游戏活动中对包括假想残疾同伴的相关因素。他们假设，儿童的包容决定会受到物理环境特征、对公平和公正问题的关注及儿童特征的影响。参与者包括72名在包容性学前班教室就读的儿童。孩子们对包容性的想法和他们的包容决定是通过反映儿童在学前班可能遇到的经验收集的。研究发现，儿童更有可能说他们会将残疾儿童纳入一项仅需很少运动技能的活动。儿童的包容决定也与他们的心理理论技能，以及鼓励他们在做出决定时考虑公平和公正问题的提示显著相关。这些结果表明，通过减少所有儿童的运动需求来促进参与的计划活动的调整，以及关注机会的公平和公正问题，可能是支持残疾儿童与同伴一起参与游戏活动的有效课堂干预措施。

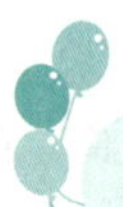

第四节 智力障碍

一、概述

1. 概念及诊断

智力障碍（Intellectual Disability，ID）是儿童常见的心理活动障碍，指由各种原因导致的大脑器质性损害或发育过程中（18岁以前）出现认知功能明显低于同龄水平和社会适应功能明显障碍。智力障碍的诊断一般有三个：①起病于18岁以前；②智商低于

① Diamond K E, Hong S Y.Young Children's Decisions to Include Peers with Physical Disabilities in Play[J]. Journal of Early Intervention, 2010, 32（3）: 163-177.

70；③有不同程度的社会适应困难。美国精神病学会（American Psychiatric Association，APA）制定的《精神疾病诊断与统计手册（第五版）》（DSM-5）中，将该术语由精神发育迟滞（Mental Retardation，MR）更名为智力发育障碍，其诊断标准强调了对认知能力与适应功能两者进行评估的必要性，并且认为对ID的严重性评估应建立在适应功能而非智商分数的评价上。适应能力缺陷的严重性远比智力商数（Intelligence Quotient，IQ）的分数更重要，只有二者共同缺陷才可诊断为ID。社会适应性行为，具体包括个人日常生活能力和履行社会职责两方面的表现，如粗大运动和精细运动、发音和语言、认知、社交和人格、日常活动等，ID患儿至少有两个或两个以上的发育能区显著落后于同龄儿。

IQ的测定一般以韦克斯勒智力量表的使用居多，有时也用格塞尔发展量表和中国比纳智力量表。以韦克斯勒智力量表为例，IQ低于人群均值2个标准差（人群IQ均值为100，一个标准差约为15），即IQ在70以下时为智力落后。在DSM-5中对年龄小于5岁的儿童，其发育商（DQ）不大于75分时不诊断为ID而是诊断为智力发育迟缓（Intellectual Developmental Delay，IDD）。

2. 流行现状与危险因素

ID在人群中的发病率为1%～3%，全世界约有1.93亿，我国约为554万人。[①]ID患者终生花费巨大，绝大部分难以治愈，给患者造成痛苦，也给家庭及社会带来沉重的经济负担，是影响儿童健康和出生人口素质的重大公共卫生问题。因此，做好ID的发病机制研究及产前诊断工作对于预防出生缺陷具有重要意义。

ID病因复杂，既有外在环境因素又有内在遗传因素影响。其中孕期营养不良、围生期的感染和缺氧、外伤、早产、神经毒性药物暴露、婴儿早期刺激缺乏等外部因素是中轻度ID的主要成因（约占80%）。而染色体异常、单基因病、多基因病、表观遗传异常、先天性代谢缺陷疾病等[②]遗传因素则是重度ID的主要成因（约占90%）。随着发病机制研究的深入，遗传因素在病因构成中日显突出，但仍有很多发病原因不明。

3. 预防与预后

ID的发病通常在发育年龄阶段，有的还同时伴随一定程度的异常行为和心理疾病，在日常社会生活适应方面具有明显的障碍。比如低龄的ID儿童在日常生活中表现为动作、语言发展迟缓，不会人际交往，上幼儿园或小学比较困难等，对患儿及其家庭造成极大影响。减少ID的发生，从预防的角度看，首先必须加强宣传教育工作，避免近亲结

---

① 韩玉亭，皮悦明，王庭照．近十年国际智力障碍的研究力量与知识基础[J]．海南师范大学学报（社会科学版），2020，1（33）：96.

② 杨璞，桂宝恒，邬玲仟．智力障碍的病因及诊断方法[J]．中国当代儿科杂志，2015，6（6）：544.

婚，对严重遗传病尽量动员绝育术；其次，应避免早婚和过度晚育，如超过40岁妇女高龄生育，更容易发生染色体异常而导致先天愚型。此外，普及产前保健检查，提高处理难产的技术，减少产伤也是一个主要方面。同时，还需加强对新生儿进行遗传代谢病的筛查，尽早发现与治疗。

很多ID儿童在婴儿期就容易识别，如婴儿期吃奶困难，不会吸吮，面相体态异常，或者动作、语言发育迟缓等，但是轻度患儿往往进入小学之后才被发现，容易贻误最佳治疗时机。因此，若发现有运动发育落后、对外界反应迟钝、语言发育差、表情呆板或有特殊面容者，应尽早到医院检查，以便及早诊断，并做出相应的治疗。

有些先天性代谢异常病，若能在新生儿期做出诊断及时治疗，多数患儿智力可免受损害或得到良好控制。一般来说，如果超过6个月再进行治疗，智力几乎不可避免地受到损害，如果3～4岁以后再治疗，患儿的身体发育也可能发生异常。而由于很多疾病在婴儿期仅靠家长的知识经验很难辨识，容易延误病情，因此有不少国家都对新生儿遗传病的筛查制定了严格的要求，我国2004年颁布了《新生儿疾病筛查技术规范》，各省市也根据需要制定了相应的筛查常规及执行文件，使新生儿疾病筛查更趋于规范化。

二、运动干预

1. 研究证据

我国现代幼儿教育奠基者陈鹤琴先生曾提出有关ID儿童的体育教育主张，形成了其独特的培智体育教育思想。[①]随着我国特殊教育事业的发展，培智体育教育思想逐渐融入基础教育改革，在教育部第一期《特殊教育提升计划（2014—2016年）》和《培智学校义务教育运动与保健课程标准》等纲领性文件中，均明确提出应“结合培智学校学生生理、心理的特点进行研制，力求体现先进的特殊教育思想，遵循特殊教育和培智学校学生发展的基本规律和特点，以培养学生运动与保健知识、技能和方法为主要任务，努力促进其功能康复、身心健康，为学生的全面发展奠定基础”。[②]

大量研究表明，开展体育活动能够促进ID儿童的感知能力、空间和时间的运动知觉能力、注意力、记忆力及想象力。体育运动与劳动生活的课程内容相整合有助于ID儿童大脑功能、身体机能和身体素质的发展，提高患儿机体的基本活动能力，提升将来的生活适应、社会适应和职业适应能力。而体育运动与音乐舞蹈内容相整合时，既能激

① 董鹏，程传银. 陈鹤琴培智体育教育思想研究[J]. 武汉体育学院学报，2020，3（54）：77.

② 陆瑾，黄建中.《培智学校义务教育运动与保健课程标准》解读[J]. 现代特殊教育，2018，7：13.

发患儿参加运动的兴趣，又有利于调动学习积极性，使得 ID 儿童在智育、美育和运动能力等诸方面都得到发展。

根据世界卫生组织报告，5 ～ 17 岁儿童青少年每天应保障至少 60 min 的中高强度体力活动。但在我国，没有达到体力活动推荐量的儿童、青少年比例很高，据 2010 年全国学生体质与健康调研资料显示，9 ～ 18 岁学生每天体育锻炼时间达到 1 h 的比例仅有 22.7%。[①] 其中 ID 儿童的体力活动水平低于普通同龄人，且随着年龄的增长，其体力活动水平呈现降低的趋势。[②] 因此，在特殊教育、学前教育领域中充分开展体育运动，发挥其对 ID 儿童的健身和健心功能显得尤为重要。

2. 干预实施

由于影响智力的病因、智力落后程度不同，对体育活动要求也不一，而且不同的运动项目对 ID 儿童的要求也不相同。因此，对 ID 儿童体育活动的内容、运动量、运动形式的选择与设计需充分考虑个体差异性。

1）常见方法与内容选择

从目前 ID 儿童运动开展情况来看，干预的常见方法主要包括以发展基本运动能力为导向和以健康体质管理为导向。

以发展基本运动能力为导向的干预方法强调基本运动技能的训练。基本运动技能是构成复杂和特定运动技能的基本条件，ID 儿童的基本运动技能训练主要包括大肌肉运动能力的发展和物体控制技能的发展。大肌肉运动能力的发展可以包括抬头、翻身、坐起、爬行的动作发展，以及直立与行走、跑与跳、攀爬等动作的发展。物体控制技能的训练是指以精细运动能力发展为核心的训练，比如无意的抓握与抚摸、手眼协调、双手配合、逐页翻书、搭积木、折纸、穿珠、画与写、口腔运动能力等。

以健康体质管理为导向的干预方法强调以现有体力活动为基础，逐渐提高体力活动的频次、强度、时间和总量，以达到适合个体所需的活动量。如果 ID 儿童在学校获得良好的体力活动基础，养成良好的体育锻炼习惯，那么将有效提升其体适能，有利于成年期保持较高的体力活动水平，还可以预防肥胖等可能导致的健康问题。

① 王超．中国儿童青少年日常体力活动推荐量研究 [D]. 上海：上海体育学院，2013：1.

② 刘洋，原雅青，王美娟．智力障碍儿童青少年体力活动的研究进展 [J]. 中国康复理论与实践，2020，2（26）：198.

2）运动强度和频率

ID患儿由于其自身疾病的影响，其基本运动技能一般存在发展滞后的现象，这也直接造成了其在运动能力上存在不同程度的缺陷。在设计ID儿童的运动方案时，运动强度和频率的控制应充分考虑患儿的现有水平与运动目标水平之间的差距，因材施教、量力而行。①运动目标的起点要低，由易到难，循序渐进；②安排运动负荷和节奏时，应根据ID儿童年龄、性别、身体素质、运动基础等实际情况区别对待，要由低到高、由小到大、由慢到快。另外，还应采用集体训练与个别训练有机结合的方式开展练习，不断增加其与外界的互动，为其参与健身、休闲娱乐、体育活动及融入社会生活做准备。[①]

3）注意事项

（1）运动的重复性。因ID儿童可能对某个动作要点难以理解掌握，可让他们通过重复训练的方法来掌握某项技能。重复训练是指在相对固定的条件下，按一定的要求，反复进行某一练习，以固定的速度和距离，做重复一定次数和组数的练习。

（2）运动的间歇性。间歇训练是指在一次练习之后间歇一段时间，让儿童的机体得到调节、体力得以恢复的情况下进行下一次练习的训练。因为ID儿童体质较差，不适运动可能会对他们的身体造成伤害。因此，教师应合理安排运动内容、负荷，使ID儿童承受适当的身心负荷，并将练习与休息合理交替，达到科学康复训练的目的。

（3）营造良好的师生关系。ID儿童除了智力缺陷以外，往往还伴有其他疾病和心理问题，开展运动训练时应注意营造和谐的师生关系，让ID儿童对教师有亲近感，让其在心里接纳教师、信任教师，这样才能使师生配合更融洽，有助于更好地完成训练内容。

三、融合体育

融合体育在ID儿童的康复教育中占据越来越重要的地位，尤其在改善儿童的动作能力、提高其体适能水平、促进他们与周围环境的融合方面具有难以替代的作用。2017年7月，教育部颁布的《第二期特殊教育提升计划（2017—2020年）》强调，加快发展非义务教育阶段特殊教育，探索教育与康复相结合的特殊教育模式。“在教育中康复，在康复中受教”已成为学龄前残疾儿童发展的新趋势。[②] 随着全纳教育理念的流行，普通教育的主动性不断增强，建立能为所有儿童服务的教育体系是大势所趋。然而，作为

---

① 陈军，闫洁，康玉江，等．学前特殊儿童运动康复课程实践研究[J]．现代特殊教育，2017，1：40.

② 教育部．第二期特殊教育提升计划（2017—2020年）[EB/OL].（2017-07-20）[2023-12-21]. http：//www.moe.gov.cn/srcsite/A06/s3331/201707/t20170720_309687.html.

教育系统的重要组成部分，ID 儿童的融合体育开展情况还不容乐观。

1. 安置方式

ID 儿童不论是在智力还是身体素质方面都有一定的发育迟滞，他们不能完全像健康儿童一样参加一些体育活动，特别是诸如篮球、游泳等技术动作复杂的运动。融合体育活动应根据他们实际的身心特点适当调整教学内容，促使儿童保持身体健康，减少二次损伤，同时扩大社交范围，学会与人良好沟通，提高社会适应能力，为将来更好地融入社会、获得快乐而幸福的生活做准备。ID 儿童体育活动安置方式需根据个体智力水平选择，不同儿童智力水平有所差异。轻度智障可采用随班就读的教学安置方式，中度智障儿童需进入特殊学校，对于重度及极重度智障儿童则采用个别教学安排甚至送教上门，使用单独教学计划。在体育模式选择上，教师可根据 ID 儿童的生理年龄、认知发展，以及这个儿童的身体功能水平选择平行式适应性体育活动或者融合式适应性体育活动模式，尽量避免隔离式适应性体育活动模式。

2. 必要条件

1）融合课程的设计

课程设计是融合体育的核心。在目标的设计、内容的选择上，要能充分体现普通儿童与 ID 儿童的差异化需要，能保障 ID 儿童在突破其动作能力发展的同时，促进其语言和思维的灵活性，并能为普通儿童与 ID 儿童的正常交往嫁接桥梁。

2）师资配比及培训的开展

融合教育的难点之一即在于对师资队伍提出了更高的要求，融合体育教师能否正确地、有针对性地选择合适的教学方法是教学方法发挥最大作用的前提，成为影响教学质量的关键问题。但目前我国培养特殊体育师资的机构较少，专业的特殊体育师资无论在质量上还是在数量上远远不能满足我国特殊教育事业发展的需要，具有融合体育知识与经验的专业师资则更少。因此，加强融合师资职前培养和职后培训，在数量和质量上保障融合体育开展的师资需要，也是重要的环节之一。

3）丰富融合体育课程资源

例如，根据不同年龄段 ID 儿童的动作能力、体适能、认知及心理发展特点进行教材设计，切实地指导各机构、家长进行科学的运动康复实践。又如，利用网络技术构建数字化的康复信息平台，在学校和家庭之间搭建一座沟通的桥梁，通过有效的统筹管理来实现信息沟通的无障碍化。信息平台建立后，学校可以及时上传特需儿童运动康复课程的相关知识，也可以分享运动康复实践的照片和视频。

4）必要的教学条件

如从事融合活动、体育教学、课余训练和课外活动所必需的空间、场地、设施器材等，能得到充分的配备，并得到安全的保障。[①]

3. 活动策略

为 ID 儿童选择活动时，教师需要了解儿童喜欢哪些游戏、活动和运动。并且 ID 儿童的特点决定了他们的体育活动要有趣味性，且持续时间不能过长，选择的项目不能太难，教师在教授的过程中要有耐心。在带领儿童开展活动时，音乐和象征性游戏可以提高他们的兴趣。教师应当根据 ID 儿童的生理年龄、功能水平和认知发展来决定采取哪种教学方法，以及如何呈现技能和活动。ID 儿童学习同龄儿童在自然的、家庭的、职业的、社区和休闲环境中的功能性技能，可以最大程度地减小他们和正常儿童的差距。

具体体育活动组织方式应根据智力水平进行适当调整，可以改变规则及器材、场地的大小。活动内容可安排如下：①快速跑、连续跳等方面的练习，如小动物搬家、跳跃的兔子、跳绳子、跑跳练习等内容；②协调性和平衡方面的练习，如趣味独木桥、凸型平衡木行走、两人相对投接球、搬运塑料球等；③敏捷性和柔软性方面的练习，如小小呼啦圈，快乐的投、接游戏，跳跃沙包，等等；④跑跳结合、投掷等方面的练习，如跳房子取包、投塑料球、打沙包等。

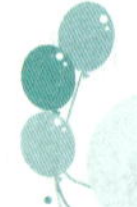

第五节　孤独症谱系障碍

一、概述

1. 概念

孤独症谱系障碍（Autism Spectrum Disorders，ASD）是一系列起病于儿童早期的广泛性发育障碍。[②]ASD 主要包括孤独症（autism，又称自闭症）、阿斯伯格综合征（asperger

① 郝传萍，翟海燕，郑尉．北京市培智学校体育教学现状调查研究 [J]. 中国特殊教育，2012（7）：36-41，79.

② 邓明昱，劳世艳．孤独症谱系障碍的临床研究新进展（DSM-5 新标准）[J]. 中国健康心理学杂志，2016，24（4）：481.

syndrome）、雷特综合征（retts'sydrome）、儿童瓦解性精神障碍（childhood disintegative disorder）、广泛性发育障碍未注明型（PDD-NOS）等亚类。ASD 的病程可持续终生，个体症状和严重程度的表现差异较大，但最核心的症状集中在持续性的社会沟通和交往缺陷，以及刻板的兴趣和行为两个方面。

ASD 的致病因素十分复杂，且目前尚未定论，也缺乏针对性的药物治疗和干预方法，对患者正常社会功能破坏较大并伴随终生，往往给家庭和社会造成严重的负担，就诊及康复治疗总费用占家庭总收入的比例达 3/4。一项调查显示，ASD 儿童家庭每年需支出近 2 万元抚养费，明显高于肢体障碍儿童和精神障碍儿童。[①] 在美国，ASD 儿童的直接或间接医疗开销高达 350 亿美元 / 年，ASD 患者人均终生需要美国政府投入大约 320 万美元。英国的 ASD 患者终生人均成本则在 310 万英镑至 460 万英镑之间。

2. 流行现状

过去半个世纪以来，ASD 发病率增长趋势十分明显，已成为全球公共卫生重要问题之一。联合国早期数据显示，ASD 的发病率为 1/150。据英国 2011 年调查数据显示，ASD 患病率约为 1.6%。2021 年美国疾病预防控制中心报告显示，大约 36 位儿童中就会有 1 名被诊断为 ASD[②]（而 2014 年为 1/68）。其中，男性患 ASD 的概率比女性高 4 ～ 5 倍，但女性功能障碍程度一般较男性严重。同时，ASD 儿童可能会伴有不同程度的 ID。据统计，ASD 儿童中 31% 存在 ID，25% 处于临界范围（IQ：71 ～ 85），44% 处于 IQ 平均范围或高于平均水平。

由于我国对 ASD 的研究起步较晚，缺乏数据支持，因此尚未见有全国代表性统计报告，现有的国内 ASD 流行病学调查多基于地区或个别省市。根据部分省市和地区相关统计调查表明，2004 年北京 ASD 流行率为 1.53‰，2012 年深圳 2 岁以下儿童 ASD 患病率为 2.76‰，2013 年广州普通幼儿园 ASD 患病率为 7.51‰。由于该报告调查范围的限制，且随着近十年来筛查工具的不断改进，实际患病人数可能更高，参考其他国家的检出率，我国 ASD 患者可能已经超过 1000 万，其中 0 ～ 14 岁患儿可能已超过 200 万。

3. 危险因素

虽然 ASD 的病因至今未完全清楚，但很可能与神经生理变异有关，且并非由单一因素导致，而是受基因和环境因素共同影响。新近病因研究发现，ASD 儿童大脑早期发育异常可能是 ASD 发病的直接诱因。ASD 儿童脑系统的不同区域均有不同类型、程

---

① 熊妮娜，杨丽，于洋．孤独症、肢体残疾、智力残疾儿童家庭经济负担调查 [J]. 中国康复理论与实践，2010，8（16）：785-788.

② CDC. Autism Statistics and Facts. [2023-12-26]. https：//www.autismspeaks.org/autism-statistics-asd.

度的变异存在，如婴幼儿时期大脑体积的异常增大或大脑体积增速异常降低、脑神经连接发育异常、颞上沟和颞上回的异常等，因此脑部的大范围神经生理损伤是重要致病因素。另外，神经毒性物质、营养物质、代谢产物和神经活性物质等都可能是 ASD 的病因。一些 ASD 患者存在染色体异常和基因变异。同时，更多的病例在胃肠道症状等其他方面也表现异常。ASD 患者中较高比例的胃肠道异常症状与肠道微生物紊乱关系密切。因此，推论微生物、肠道与大脑构成的菌—肠—脑轴可能在 ASD 的发病过程中起重要作用。①

4. 预防与预后

ASD 病因复杂，且心理与生理功能多方面损伤，是一种预后不良的疾病。大部分的 ASD 患者需要终身照顾和养护。由于 ASD 患者通常没有体表异常，早期症状的发现存在一定难度，加之现有医疗水平的局限，ASD 的预防和早期发现还非常困难。目前也没有特效药和其他治疗手段可以做到让患者彻底治愈。但是，如果能在早期进行确诊，尤其是在儿童早期及时开展治疗干预，则可以帮助部分患者，特别是高功能患者获得一定的社会适应能力。

二、运动干预

1. 运动干预需要

ASD 核心症状为社会交流与沟通障碍、兴趣狭窄与重复刻板行为。此外，还伴随有感知觉失调、动作发育障碍等问题，如 MDD、大肌肉动作发展异常、精细动作异常、运动执行能力异常、动作协调性较差等。这使得他们在动作计划和动作执行中表现出各种缺陷，而这又与他们其他运动技能及认知、语言、生活适应能力的发展有着密切的关系。ASD 儿童动作能力的发展明显滞后于普通儿童，特别是随着年龄的增加，在更为复杂的运动技能上会表现出明显的发展性差异，如运动协调能力、精细动作能力等。

ASD 儿童尚无特异性的治疗方法，目前国内外主要依赖于药物干预、特殊教育训练，如应用行为分析、结构化教育、感觉统合训练、游戏疗法等。众所周知，运动训练有助于增强体质，更是儿童特别是儿童早期获得认知、语言、情绪等心理能力发展的重要途径之一。最新研究还表明，儿童的问题行为往往还与其运动水平相关，积极从事系统、适量的运动锻炼，可有效改进机体各系统功能，缓解 ASD 儿童的功能障碍程度。运动训练更容易实现训练与游戏的结合，在刺激感官的同时，能有效提高儿童的参与度，发挥

① 段云峰，吴晓丽，金锋．孤独症的病因和治疗方法研究进展 [J]. 中国科学杂志，2015，45（9）：820–844.

其自主性，为语言、社交、感知觉的发展创设环境。[①] 因此，早期运动干预对于 ASD 儿童功能的发展至关重要。

2. 运动干预实施

1）主要内容与方法

（1）基本动作练习。以促进 ASD 儿童的感知觉发展，获得基础运动能力为目的，内容包括日常生活、劳动和运动中所必需的走、跑、跳、投、平衡等基本活动能力。感觉统合训练对于 ASD 儿童脑部神经发育与开发具有重要作用，主要包括前庭功能训练、触觉训练、本体感觉训练等，利用滑板、滑梯、秋千、平衡木、跳床、独脚凳等器材以游戏的形式训练。这些活动被设计用来刺激感觉，尤其着重于肌肉运动知觉、触觉刺激、听觉加工和视觉运动协调。肌肉运动知觉用于处理身体与空间之间的关系，是目前国内 ASD 儿童运动训练的主要内容之一。

（2）体育游戏干预。体育游戏通常包含一定的情节、竞赛、娱乐，具有较强的趣味性，能够激发 ASD 儿童的行为动机，从而提供一个安全、自然的交往沟通的情境，使儿童易于在教师的引导下参与到集体的身心活动之中，增加交往，促进沟通。比如在“小老鼠搬家”游戏中，把儿童分为若干小组，每组中的儿童分别扮演鼠爸爸、鼠妈妈和鼠宝宝，两人合作搬运一件生活物品，组间开展竞争，看哪一家搬得快，可以安排 ASD 儿童做鼠爸爸负责指挥。在游戏过程中儿童一般是兴致勃勃、心情愉快、放松自然的，不愉快的情绪能够得到及时的排解；游戏结束后每组都能获得不同奖项，要特别表扬 ASD 儿童在游戏中的表现，这些有助于其自尊、自信、乐观等积极情感的发展，减轻焦虑、抑郁、紧张等不良情绪，从而稳定 ASD 儿童的情绪，减缓问题行为，改善不良的人格特征。

（3）运动项目干预。游泳时，通过对水的浮力和张力的感受，熟悉水性，促进 ASD 儿童外界感受性的发展；自行车、轮滑能锻炼 ASD 儿童平衡、本体感觉；抛接网球、足球等集体项目能够培养 ASD 儿童交往能力；慢跑则有助于锻炼 ASD 儿童的意志力和注意力；简单体操能训练 ASD 儿童协调、模仿能力。登山、远足旅行等户外运动不仅有利于 ASD 儿童提高运动技能和身体素质，增强对环境的适应能力，还有利于缓解心理压力，调节情绪，磨练意志。

（4）自我意识提升。自我意识是个体认识自己、认识他人，理解自己与他人、与周围环境关系的起点。ASD 儿童的自我意识较弱，缺乏对外界关注的足够能力，往往难

① 张骏，杨建全. 体育运动干预对自闭症儿童行为及生活质量的影响 [J]. 中国临床研究，2017，9（30）：1246.

以正确认识自己与环境的关系。自我意识训练的主要内容包括引导患儿在从事体育活动的过程中，听懂队列口令，以及跑、跳、投、接、运等基本运动能力的简单指令，并理解简单的游戏规则；在运动中加强对身体部位的识别；能在反复训练的过程中熟悉班级同学、老师的名字，识别面孔，学习模仿他人。

（5）社交言语训练。言语沟通障碍是 ASD 的核心症状之一，体育活动的开展天然具有运动性和游戏性相结合的优势，利于促进患儿交流。通过运动促进 ASD 社交言语能力的主要内容包括对“我”“我的”等词汇的识别与使用；在运动中练习呼名，提高言语响度与清晰度，提高仿说能力，增加自主性语言；在合作中学习识别他人意图等。

2）训练频率与强度

ASD 儿童的运动干预训练尚未形成体系，我国缺乏专门的考核评量机构和行业评估标准。但 3 ～ 6 岁是 ASD 儿童康复的黄金期，康复干预越早、越系统，对治疗效果越有利，接受干预的时间越长，日后的康复效果也越好。因此，应早发现，早康复训练。在控制训练频率与强度时，主要应根据 ASD 患儿的障碍程度及患儿的差异化需求，进行个性化训练方案的设计。一般来说，每周训练次数应不少于 5 次，每次训练半小时左右为宜。

3）注意事项

（1）动作练习的多样性与循序渐进。ASD 儿童在运动方面存在不同程度的发育迟缓，如基本运动技能发展滞后、平衡和姿势控制能力偏弱等，而姿势控制和平衡是 ASD 儿童完成运动技能的前提和基础。运动技能是由多个相关动作组合而成的，在设计 ASD 儿童的动作学习活动时，应以单个简单动作的学习作为起点，再进行多个简单动作的组合学习，最后发展到学习复杂动作，这个过程应是重复练习、循序渐进。

（2）保持家园（校）训练的一致性。为了巩固 ASD 儿童的学习进度，训练计划必须科学、循序渐进、保持内在一致性。整个教学团队必须以一致的方法提供服务，如果急于求变求新，反而可能会造成 ASD 患儿的适应困难，如在早上安排学习手语，到了下午则利用音乐沟通，可能会令 ASD 患儿感到无所适从。家长及学校教育也需要保持一致，家长通过了解、参与学校与机构的训练计划，可以从中汲取相关知识及技巧，提升育儿能力，以协助孩子巩固及迁移技能。

（3）集体活动。集体活动是指针对 ASD 儿童专门设计的融合性集体教学活动。融合教育反对把特殊儿童孤立于隔离的、封闭的教室、学校或交通设施和居住环境内，主张让特殊儿童真正地和正常儿童一起参加学习活动，享受自然的社交环境，获得平等的教育机会。但是，ASD 儿童的障碍是复杂的，这给他们的融合教育开展提出了很多难题，仅仅提供一个“在一起”的机会是远远不够的，必须结合政府的政策、财政保障，学校融合教育支持体系的建立与完善，家庭、社区和学校的支持体系，才能提高融合教育的质量。

三、融合体育

1. 融合体育的价值

国外相关研究结果表明，在普通学校接受教育有利于提高 ASD 儿童的人际交往能力、社会适应能力、学业水平及自信心发展。美国 ASD 儿童的融合教育开展较早，89.7% 的 ASD 儿童主要被安置在普通班级中。由此可见，普通学校是发达国家 ASD 儿童的首选安置形式，ASD 儿童与普通儿童的融合教育是未来的主要趋势。在融合背景下开展的团队合作运动中，需要 ASD 儿童主动参与互动，识别他人的社交意图，尝试与同伴沟通交流，相互配合，这样才能充分享受运动的乐趣，这有助于刺激并提高 ASD 儿童的沟通能力，提升其对于相互交流中的细微表情、情感的感受能力，有助于产生更多的合作行为，促进自我意识发展。加之运动与生俱来具有促进身心放松的功能，能使 ASD 儿童在运动游戏的世界中得到充分的放松，体验愉悦的情绪，更好地进行自我整合，改善其在现实生活中难以适应的行为。ASD 儿童在体育活动中需要老师给予特别的支持。

2. 融合体育的开展

针对 ASD 儿童的融合体育活动开展，因儿童个体之间的能力差异巨大，在活动内容选择、目标设计及教学方法与支持中，更需满足包容性、层次性的需要。

1）包容性的内容选择

在运动主题或内容的选择上，应强调它的包容性，能够将不同能力儿童的需求，予以充分考虑并做出分层的教学设计，活动内容必须符合所有儿童的运动能力水平，保障所有儿童可以同时参与，这样才能创造出适宜特殊学生和普通学生一起从事体育活动的机会，真正促成融合。而能成为 ASD 儿童参与的运动项目通常是那些只需简单沟通的运动项目，常见的有保龄球、跑步、游泳、骑脚踏车等。[①] 大致上来说，因为复杂度与需配合性较低，这些个别项目的表现会比其他团体项目表现得好。

① 李倩雯，唐建荣．新加坡自闭症特殊学校课程设置研究：以新光学校为例 [J]. 教育观察，2020，1（9）：96.

2）多层次的目标设计

根据每个儿童的具体情况设置不同的活动目标。在活动中，对其行为的调节和干预焦点随着儿童的实时表现而随机调整。也就是说，ASD 儿童并不需要被强制要求和其他同学的表现一样，但一样可以享有符合他们该年龄应该有的受教权。

3）灵活多变的教学方法

融合体育倡导以小组合作学习的方法为主，强调创造开放式的学习情境，使 ASD 儿童与普通儿童在自然情境中展现自己的个性，以满足不同的需要。由于学习主体丰富的个体差异，在开展针对 ASD 儿童的融合体育时，通常必须考虑其需要直接感官刺激的学习特点，多运用直观演示、实践练习等方法，并注意刺激的重复性。

4）必要的教学支持

虽然可以在教学设计中尽可能兼顾普通儿童和 ASD 患儿的需求，但 ASD 儿童的融合体育开展仍离不开必要的条件支持，如受训的专业教师（资源教师）、安全的运动场所、特殊设计的运动器材、助教团队的辅助等。

5）注意事项

教师运用简单易懂的语言表达教学内容，多采用示范方式，注意讲解时间不宜太长。规则尽量简单化，分解较难的活动目标，达到快乐学习效果。善用多感官教学，如视觉、听觉、触觉、动觉等感官刺激，享受运动的乐趣。不断找寻可以引发儿童活动动机的强化物，维持参与体育活动动机；适时给予鼓励和强化，提升参与活动的信心。

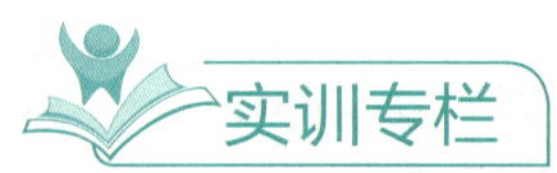

设计并实践 ASD 儿童融合体育活动课

幼儿基本情况：小花（化名），女，45 月龄，身高体重正常，入园筛查时被医生鉴定为 ASD。小花来自单亲家庭，母亲为教育工作者，平常工作较忙，对孩子缺乏照料，对小花的情况十分焦虑。平时，小花主要由外婆养育，教育环境宽松，外婆认为虽然小花发展较慢，但长大后自然而然就会好的。园内教师等观察发现，小花无主动社交，上课会离开座位及教室且不听指令，需要给予适当提醒才能安静下来。来自家长的信息：较为焦虑，每周二、周四上午都会带小花前往 ×× 机构进行个别化训练。请你根据小花的情况，自拟主题，结合本课程所学内容，设计并实践 25 min 融合体育活动课，在活动目标与活动过程等方面详细设计融合教学策略或方法。

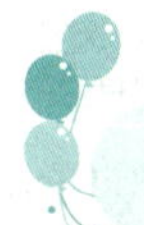

第六节 肥胖与近视

肥胖与近视是我国当前儿童青少年体质健康的主要问题。随着社会经济发展和人民生活水平的大幅提高，应试教育电子产品的盛行，儿童肥胖与近视愈发严重。而处于条件相对弱势的各类功能障碍儿童由于缺乏足够的重视，情况可能更为严峻。

一、肥胖症

肥胖（obesity）是指儿童长期能量摄入超过活动消耗，导致体内过多的能量以脂肪的形式储存，脂肪的聚集达到损害健康的程度。95% 的儿童肥胖属于单纯性肥胖，单纯性肥胖是指排除某些先天遗传性疾病、代谢性疾病及神经内分泌疾病所引起的继发性病理性肥胖。单纯性肥胖是一个全球性越来越重要的儿童健康问题。单纯性肥胖症可见于小儿的任何年龄，以婴儿期、学前期及青春期为发病高峰。单纯性肥胖儿童食欲极佳，进食量大，喜食甘肥，懒于活动。外表肥胖高大，不仅体重超过同年龄小儿，而且身高及骨龄皆在同龄儿的高限或超过。患儿皮下脂肪甚厚、分布均匀，面颊、肩部、胸乳部及腹壁脂肪积聚显著，四肢以大腿、上臂粗壮而肢端较细。单纯性肥胖可造成机体一些器官、系统功能性损伤，活动能力和体质水平下降，还是成年期肥胖及心、脑血管病、糖尿病等成年期疾病的危险因素。肥胖儿童在自信心、个性形成及自我评价等方面常处于不利地位，可引起儿童焦虑、抑郁和自卑等严重的心理健康问题。父母体重、母孕期患妊娠期糖尿病、生后 6 个月采用人工喂养、进餐时间不固定、进餐时间过快、平均每餐以肉为主、家长强迫儿童进食某种食物（如高能量食物）、家长对儿童体重过高预期、家长控制儿童体重的行为等因素是学龄前儿童发生肥胖的危险因素；家长控制儿童体重的行为是学龄前儿童发生肥胖的保护因素。[①]Harrington 等人认为预防儿童肥胖的关键期在 2 岁以前。[②]

① 吴曼，穆凤霞，李晓惠，等．北京市怀柔区学龄前儿童肥胖影响因素分析 [J]. 中国儿童保健杂志，2016，24（10）：1087−1089+1106.

② Harrington J W，Nguyen V Q，Paulson J F，et al. Identifying the tipping point' age for overweight pediatric patients[J]. Clin Pediatr（Phila），2010，49（7）：638−643.

2017 年《中国儿童肥胖报告》指出，自 20 世纪 90 年代以来，我国儿童的超重和肥胖率不断攀升。1985—2005 年，中国主要大城市 0 ～ 7 岁儿童肥胖检出率由 0.9% 增长至 3.2%；估测该群体目前肥胖儿童人约 476 万人，肥胖率约为 4.3%。1985—2014 年，我国 7 岁以上学龄儿童超重率也由 2.1% 增至 12.2%，肥胖率则由 0.5% 增至 7.3%。如果不采取有效的干预措施，至 2030 年，0 ～ 7 岁儿童肥胖检出率将达到 6.0%，肥胖儿童数将增至 664 万人：7 岁及以上学龄儿童超重及肥胖检出率将达 28.0%，超重肥胖的儿童数将增至 4948 万人。

1. 评估

目前，评价儿童肥胖症的常用方法有体质指数法和身高标准体重法。体质指数也称身体质量指数（Body Mass Index，BMI）。公式为：体重（kg）/ 身高的平方（m^2）。由于儿童（年龄小于 18 岁）生长发育的特征，从出生到成年身体形态的不断变化，儿童 BMI 值不是一个静态的范围，且存在性别差异。为避免固定的 BMI 值诊断儿童肥胖的局限性，采用同年龄、性别儿童的 BMI 百分位数或年龄别 BMI Z 值诊断儿童肥胖已得到国际的广泛认同。

身高标准体重法（weight for height）是 WHO 推荐的方法之一。WHO 认为身高标准体重是评价青春期前（10 岁以下）儿童肥胖的最好指标。本法是以身高为基准，采用同一身高人群的第 80 百分位数作为该身高人群的标准体重，超过该标准体重的 20% ～ 29% 为轻度肥胖，30% ～ 49% 为中度肥胖，50% 以上为重度肥胖。5 岁以下可根据《儿童生长标准（2006）》中的“WHO 儿童身长标准体重值”作为参考值，儿童体重达身长标准体重中位数加 1SD 或以上，为超重；达 2SD 或以上，为肥胖；低于身长标准体重中位数减 2SD，为营养不良；余为正常。肥胖儿童经全面体检排除病理性肥胖。[①]

2. 平衡膳食

膳食平衡是指在饮食中所包含的营养素全面充足，比例适当，既不过多也不过少，满足人体所需的营养，保证人体充满生机和活力。平衡膳食主要包括食物种类搭配平衡，各种营养素构成、摄入量之间的平衡，微量元素和矿物质元素的平衡，以及摄入与消耗的平衡。

1）保证食物种类多样化，以谷物为主

平衡膳食必须由多种食物组成，不同的食物营养各有不同，食物多样才能营养均衡，

---

① WHO. WHO Child Growth Standards：Length/height-for-age，weight-for-age，weight-for-length，weight-for-height and body mass index-for-age. Methods and Development[EB/OL].[2023-12-26] http：//www.who.Int/child/growth/standards/technical report/en /index.html.，2006.

应包括谷薯杂豆类、蔬菜水果类、动物性食物、大豆坚果类、纯能量食物等5大类食物组成。以谷薯类为主，包括米面杂粮、马铃薯、甘薯等，适量吃肉、禽、鱼、奶、蛋等。此外，还要摄入充足的豆类及其制品，而新鲜的蔬菜水果也是必不可少的。

2）满足热能和营养素供给量标准及合理比例

三大产能营养素比例要合理，碳水化合物（谷物、薯类、淀粉类食物）应占总热能的50%～65%，蛋白质（动物性食物）占10%～15%，脂肪（以植物油为主）占20%～30%，维生素要按供给量标准摄入。同时，还要注意无机盐及微量元素之间的平衡。良好的膳食模式可以提供人类充足的营养保障，膳食能量平衡，营养素摄入水平合理化。另外，要求每天食用新鲜蔬菜，保证各类维生素、纤维素和矿物质的结合。

3）转变不良的喂养观念，纠正儿童不良饮食习惯

婴儿时期避免过度喂养、添加辅食过早等不良喂养方式，应提倡纯母乳喂养至6个月，6个月至1岁的婴儿应继续母乳喂养，尽量给其多喂母乳，不要因为喂辅食减少母乳的摄入量。正确掌握婴儿发出的饥饱信号，不强迫婴儿进食。让婴儿学习和体验饱腹感，知道何时该停止进食。监测生长速率是预防儿童肥胖的重要措施，如体重增长过速，应适当调整喂养量。1～3岁幼儿肥胖的饮食干预应着重于良好饮食习惯的培养，给婴儿提供各种健康食物的选择，而不刻意限制进食；不要用食物奖励或惩罚幼儿；避免边看电视边吃饭或看电视时吃零食；尽量不吃快餐，家庭中尽量少用油炸的烹调方式。正确衡量幼儿每天所需的食物，不强迫幼儿进食。应该控制幼儿看电视的时间，减少静坐和接触食品广告的机会。门类各异的食品广告、商场大分量包装的高热卡食品、日益增多的快餐店等使儿童极易过量进食。[①] 要减少糖类的摄入，食用低热量、高蛋白的食物，避免儿童饮食以高卡路里、高脂高糖为主。

此外，及时发现和治疗营养性疾病，督促其定期监测生长发育，从根本上改善儿童的营养状况，降低肥胖率。

3. 科学运动

2018年6月，由北京体育大学、首都儿科研究所、国家体育总局体育科学研究所三家单位共同研制的国内首部《学龄前儿童（3～6岁）运动指南（专家共识版）》在京发布。该指南建议学龄前儿童应遵循：运动主要以游戏的形式进行，在保证活动时间和强度的前提下，应以发展基本动作技能为核心目标，同时兼顾该年龄段的各种身体素质练习的原则，每日不少于60 min中等及以上强度的身体活动推荐活动量。

① 蒋竞雄．儿童期单纯肥胖症的干预[J]．中国儿童保健杂志，2007（3）：219-220.

体育活动是日常能量消耗变化最大的部分，在能量平衡中起关键作用。为更好地防治儿童肥胖症发生，在体育锻炼中应坚持有氧运动锻炼为主，同时保证一定的运动强度。有氧项目如步行、慢跑、自行车、跳绳、跳舞、游泳、爬山、各种球类等。这种大肌肉群参与的动力型节律性运动是目前普遍认为有效的减肥运动。在选择具体运动项目时，应根据个人兴趣和健康状况而区别对待。其原则为：根据个人的身体健康情况，选择儿童喜欢、感兴趣的项目，而且最好是能够终生都可以坚持下去的运动项目（见表 4–5）。

表 4–5　单纯性肥胖症儿童的体育干预策略

FITT	内　容
运动频率（F）	每周 3 ～ 5 次，最好 1 次 / 天
运动强度（I）	以中低运动强度为主（自觉疲劳程度为有一点累或稍累），或者保持靶心率（60% ～ 70% 最大心率值）的时间控制在 20 ～ 40 min
运动方式（T）	有氧健身走、骑自行车、游泳、舞蹈、篮球、足球等有氧运动
运动持续时间（T）	每次 30 ～ 60 min，运动时间可累加，但每次运动应在 15 ～ 20 min 及以上

研究表明，只靠运动还不足以有效预防和治疗儿童青少年肥胖症，而联合运用膳食对体重的长期控制更为有效。刘秀荣等采用“12 周连续膳食与运动干预法”，为肥胖儿童设计一系列集健身、趣味性于一体的活动项目，行为干预过程中还配以个体化的饮食和运动指导，开具个人健康教育及行为指导处方。干预结果显示，86.67% 的参与者体重得到有效控制，同时多项生理、生化指标也发生了明显改善。

注意事项：

（1）运动前应先进行详细的身体检查，尤其是心血管系统的检查。根据个人的运动、呼吸、循环系统功能状况及体质情况，选择适宜的运动项目及运动量。

（2）对于减肥运动，无论选择什么样的运动项目，采取中低强度进行运动是关键。因为减肥不仅仅是减体重，更重要的是减体脂肪，而只有长时间中低强度的运动，才能最大程度地消耗脂肪。避免过量运动，预防损伤。减体重速度不宜过快，一般以 2 ～ 4 千克 / 月为宜。运动结合饮食限制效果最好，水分的补充要充足，补充必要的微量元素。每次运动前和运动后做好准备活动和放松运动，且在有氧运动后进行适当的柔韧性练习。

（3）出现下列症状应停止运动：心跳不正常（心跳不规则、心悸、脉搏突然变慢）；胸部、上臂或咽喉部突然疼痛或沉重；特别眩晕或轻度头痛、意识紊乱、出冷汗、晕厥；严重气短；身体任何一部分突然疼痛或麻木；上腹部疼痛或“烧心”；一时失明或失语。

4. 融合体育

即使体重较大、身体活动受限的肥胖症儿童也可在全日制普通班级就读。单纯性肥胖儿童的智力发育良好。相对而言，肥胖儿的性格和情绪方面遇到的问题更多。肥胖儿童由于体态异常，常常受到来自环境，尤其是家庭方面的压力，他们会过于担忧自己的身体，对挫折的耐受能力低，容易形成孤僻的性格，从而导致自信心和学习动机受损，进而影响智力潜能的发挥。单纯性肥胖儿童心理问题的改善只有融入集体或与他人的活动交往之中才能获得最佳效果。对于肥胖症儿童而言，可采用平行式适应性体育活动。在完成同一学习内容时，教师可根据个体差异，对完成目标、任务要求及器材进行调整。例如，在进行跳跃障碍物练习时，可对障碍高度、间隔距离等进行调整，以便肥胖症儿童更好地参与到体育活动中。

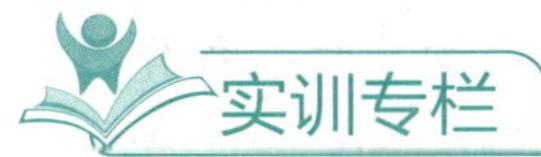

肥胖症儿童运动干预方案

张东东（化名），男，5 岁，身高 113 cm，体重 30 kg，由奶奶照顾饮食起居。他两岁半时饭量就和成人差不多，什么都吃，而且吃得特别快，看上去都不嚼，能直接吃掉一个肘子，在幼儿园经常把小朋友的饭菜全部“包圆”，平均每个月能长 1～1.5 kg。平时多坐少动，一运动就气喘吁吁。请根据东东的实际情况，在评估的基础上设计 1 份运动干预方案（或 4～6 人一小组，讨论并派 1 名代表在课堂上发言）。

肥胖症儿童融合体育活动——有趣的轮胎

1. 活动设计意图

班级及肥胖幼儿情况：大班 20 人，男女各 10 人，其中肥胖男女生各 1 名。男生亮亮（化名），73 月龄，体重 30kg（该儿童大于相应月龄标准体重的 2 个标准差），平衡性较差，在爬、跳跃、平衡走等活动中上下肢不协调。女生红红（化名），71 月龄，体重 27kg（大于相应月龄标准体重的 2 个标准差），不喜欢运动，在跳绳等活动中运动时间短。

《3～6 岁儿童学习与发展指南》健康领域“动作发展”目标中指出：“具有一定的平衡能力，动作协调、灵敏”“能在斜坡、荡桥和有一定间隔的物体上较平稳地行走……”教育建议中指出，鼓励幼儿走平衡木，进行跑跳、钻爬、攀登、投掷、拍球等游戏活动。5～6岁幼儿的动作和控制能力已经增强，可以用比较复杂的运动技巧进行活动。针对肥胖症儿童，应加强有氧运动的指导。轮胎是幼儿生活中常见的、感兴趣的物品，能够有效地激发幼儿对体育活动的兴趣，愿意去玩轮胎。基于此，我们设计了体育游戏活动“好玩的轮胎”，要求幼儿根据一定的规则和要求，探索轮胎的各种玩法来提高幼儿身体动作的协调性和灵敏性，以及体验与同伴一起进行体育活动的快乐。

2. 活动目标、重难点及准备

（1）活动目标：认知方面，了解小动物在车底下是很危险的，知道轮胎的一些基本玩法；技能方面，在游戏中掌握平衡、跳跃等基本动作，提高动作的平衡性及灵敏性（肥胖儿能掌握正确的相关运动方法）；情感方面，愿意与同伴分享不同的玩法，体会到团结合作的乐趣，体验体育活动的快乐（肥胖儿童喜欢参加体育活动）。

（2）活动重难点：（活动重点）尝试轮胎的不同玩法，掌握平衡、跳跃等基本动作；（活动难点）能在有一定间隔的轮胎上平稳行走并且进行跑跳相结合，提高动作平衡性及灵敏性（肥胖儿童掌握正确运动方法）。

（3）活动准备：经验方面，有玩过轮胎的经验；物质方面，歌曲“汪汪队”，轮胎若干，方向盘1个。

3. 活动过程

1）开始部分

（1）热身运动，准备活动。播放“汪汪队”音乐。

老师：小朋友们，这个音乐你们熟悉吗？

师：哇，都说听过呢！看来小朋友们都听过、看过“汪汪队”呢！那现在就让我们跟着汪汪队一起来热身吧。（老师带领幼儿进行热身活动）

师：我看到我们的亮亮和/或红红小朋友做得很好，动作做得很标准，我们今天户外活动的用具也是亮亮和……等小朋友帮助老师一起摆的呢！（多采用正面教育鼓励）

（2）情景导入，激发兴趣。铃铃铃！

师：咦，老师的电话响了。喂，是莱德队长！小朋友们现在有一件很紧急的事情。夏天到了，小动物都躲在车子底下乘凉不愿意出来，这样很危险，所以汪汪队请求支援，我们一起去救援小动物！

师：老师开上校车（手拿方向盘），我们一起出发！（小朋友们跟在老师后面排成两排，亮亮和红红排在两排队伍的最后，另一位保教老师在后面观察。）

2）基本部分

（1）给出任务，教师示范。

师：小朋友们，我们现在要出发解救小动物了。我们一起来给轮胎打打气吧！（教师示范，左右脚交替跳轮胎。教师播放音乐，增加节奏感，跟着音乐节奏双脚交替跳 30 s。）

师：校车开动啦！啊，前面出现了两个大轮胎挡住了我们的路，我想请 2 名力气大的小朋友帮忙把轮胎搬到马路旁边。[邀请 2 名小朋友搬轮胎（其中 1 名可以是肥胖儿），教师示范搬轮胎时双脚打开，重心下沉，腰要立直。]（指导教师关注小朋友搬运情况，及时给予辅助。）师：哇！太棒了，我们用掌声鼓励一下。

师：嘀嘀嘀！校车又发动了。诶？前面的路有好多障碍物，我们需要绕过它们，小朋友们注意脚下哦！（教师带领小朋友们以 S 形曲线绕着轮胎慢跑前进，注意控制速度，防止体质较弱及肥胖小朋友掉队，可安排 1 名体质较好、乐于助人的小朋友帮助肥胖儿。给特需幼儿安排适当的小伙伴，不仅有助于保护特需幼儿及其活动参与度，也有助于促进他们的社会交往，对助人的幼儿也有诸多益处，如培养爱心、耐心和细心等。教师要多予以鼓励。）

（2）任务升级，情景拓展。

师：小朋友们！我们终于到了。我们面前还有很多障碍，请小朋友们选择一个自己喜欢的路线营救小动物。（一排平放的轮胎，一排竖起的轮胎。平放的轮胎可以跑、跳相结合，竖起的轮胎可以推、钻。引导亮亮和红红体验两种路线，指导教师在旁关注幼儿的出汗情况、动作要领等。）（播放音乐）

（3）任务综合，组织竞赛。

师：小朋友们都成功救出小动物啦，那现在老师想请小朋友们想想还有哪些方法可以快速通过障碍轮胎，为我们下次救援活动做准备。（小朋友展示，教师多鼓励亮亮和红红上来展示，并带领全班幼儿进行学习。）

师：哇！你们想出了好多办法，但是救援任务紧急，我们需要以最快速度通过，现在你们自己分成 4 组，每组想一个通过轮胎的方法，看哪组最快通过！（引导幼儿自主想象，团队协作，形成合作意识。还能帮助普通幼儿与肥胖儿进行良好的交往，在自然中建立友谊，从而形成团队意识，做到相互配合，完成活动。）（幼儿可通过钻、爬、翻、平衡走等进行活动，教师注意幼儿安全。教师可给予肥胖儿适当辅助，或者在游戏活动中不加入竞赛小组，让他们担任裁判员角色）（播放音乐）

（4）巩固任务，结束竞赛。

师：最后是 ×× 组最快，其他小朋友一起来学习他们是怎么通过大轮胎的。（幼儿们单独完成，巩固今天进行的体育活动。）（播放音乐）

3）放松部分

师：老师现在施一个魔法“吧啦吧啦变！全都变成小雪人。”播放舒缓的音乐。“我们现在来融融脖子，融融小胳膊，融融小脚……”

师：“我们现在全身都融了，真舒服啊！现在有小朋友要来帮帮老师的吗？做老师的小助手，帮助老师一起收拾一下我们的器材！”（请 ×× 等来帮助老师，鼓励肥胖儿参与。）

4. 活动延伸

师：小朋友们，我们今天玩了好玩的轮胎，老师看大家都玩得特别开心。但是，我们的轮胎宝宝悄悄和我说：“小朋友们穿的可真好看，五颜六色的呢，它觉得自己黑黑的不好看。”“我们来一起帮帮轮胎宝宝吧，为它画上美丽的花衣服吧！”[画画时，注意眼、笔及物的距离，养成“三个 1”[（即眼睛与书本距离应约为 1 尺（约 0.3 m）、胸前与课桌距离应约为 1 拳、握笔的手指与笔尖距离应约为 1 寸（约 0.03 m）] 和“3 个 20”（即用眼 20 min 后，抬头眺望 20 ft（约 6 m）外的景物 20 s）习惯，以保护好眼睛、预防近视。]

二、近视

我国儿童青少年近视的持续高发态势引起了政府及全社会的高度重视。2018 年 8 月 30 日，教育部会同国家卫生健康委员会等八部委制定了《综合防控儿童青少年近视实施方案》。方案明确提出，到 2030 年将我国 6 岁儿童近视率控制在 3% 左右，小学生近视率下降到 38% 以下，初中生近视率下降到 60% 以下，高中生近视率下降到 70% 以下。为实现目标，该方案从家庭、学校、学生等方面推出了诸多举措，包括增加和强化儿童青少年的户外活动和体育锻炼、减轻课内外学业负担、控制电子产品的使用、养成健康用眼习惯等。促进儿童户外活动和体育锻炼，预防近视或延缓其进程，是运动康复的新使命。

1. 概述

人体通过眼睛感知外界信息时屈光系统会根据用眼情况调节眼轴长度，使外界物体刚好在视网膜成像再由大脑进行辨识。如果长期存在用眼不当（如超负荷近距离用眼、做作业或视屏时间过长等）会导致屈光系统功能失调，外界物体的成像落在视网膜之前，造成远视力下降，从而形成近视。通常情况下，当屈光度不大于 –0.50 D（$1D=m^{-1}$）时被判定为近视，其中屈光度在 –3.00 ～ –0.50 D 之间为轻度近视，屈光度在 –6.00 ～ –3.00 D 之间为中度近视，屈光度不大于 –6.00 D 为高度近视。近视是当前全球关注的公共卫生问题，危害儿童青少年视功能，其呈现高患病率、低龄化、进展快等特点。近视虽然可通过佩镜、药物和手术进行矫正，但迄今为止，还没有有效干预其发生发展的科学方法。

研究证实，近视严重时可致盲，同时与儿童青少年生命质量低下、社交障碍等有关。近视不仅会影响儿童青少年的健康成长，还会干扰他们的正常学习和生活，高度近视者通常表现出较低的生活质量。研究表明，儿童青少年时期的近视易导致成年后发展成高度近视，而早期近视也是青光眼、白内障等眼部疾病的重要诱因，这些疾病会对家庭和社会造成沉重的经济负担。据统计，每年在全球范围内由近视导致的经济负担高达 2000 多亿美元。

根据流行病学调查结果预测，若没有有效的干预措施，到 2050 年全球近视人群规模将达到 47.58 亿人，占全球总人口的一半，其中高度近视约 9.38 亿人。① 全球近视的发生情况呈现出明显的区域特征，亚洲地区，尤其是东亚地区，近视发生率远高于欧美等国家和地区。我国是世界上近视发生率最高的国家之一，尤其是儿童青少年的近视发生率呈现出持续增长的态势，严重影响了儿童青少年的健康成长。我国教育部、卫生部的联合调查显示，2004 年我国青少年近视患病人数达 6000 万，居世界之首。特别是在大中城市，近视呈低龄化趋势，7 ～ 9 岁年龄段近视检出率明显升高。北京大学中国健康发展研究中心发布的国民视觉健康报告显示，2012 年我国 5 岁以上人群近视人数为 4.5 亿左右。

目前，预防近视工作中存在诸多问题，如家长缺乏科学的家庭教育观，家长的家庭户外活动缺乏科学的指导，家长自身对电子产品依赖的不良习惯对幼儿的影响；幼儿教师对幼儿家庭户外活动的影响认识不足，幼儿园缺乏有效的关于幼儿家庭户外活动的家园合作，幼儿户外活动设施管理上的缺位；社区在幼儿家庭户外活动中的缺位等。

① Holden B A，Fricke T R，Wilson D A，et al. Global Prevalence of Myopia and High Myopia and Temporal Trends from 2000 through 2050[J]. Ophthalmology，2016，123（5）：1036-1042.

研究显示，儿童屈光发育档案是一种有效的近视监测工具，跟进儿童近视的发展，并提供科学依据，做到早期发现、早期诊治，避免因缺乏意识而导致初次戴镜度数大、延误治疗等现象。因此，儿童早期的视力筛查和就诊意识是重中之重，应予以重点关注。

2. 管控危险因素

关于近视的具体病因目前尚不十分清楚。环境因素（如近距离工作、户外活动、都市化、人口密度等）与遗传在儿童近视的发生发展中均起重要作用，需要对诸多危险因素综合管控，才能彻底扭转我国近视高发态势。

1）遗传因素

目前已发现大约 30 个基因位点与近视的发生有关，其中有 13 个基因位点与高度近视相关。研究发现，当父母双方均近视时，其子女近视发生率为 43.6%；当父母中有一人近视时，其子女近视发生率为 14.9%；当父母均没有近视时，其子女近视发生率仅为 7.6%。[①]

2）早产因素

新生儿时期是视觉系统发育的关键时期，而早产儿发育相对滞后，OCT 扫描显示其视网膜薄，视锥视杆细胞功能异常，视网膜血管没有延伸到锯齿缘，对光反应欠佳，直到学龄前，由于胚胎发育的不足，仍表现出屈光不正。

3）不良用眼习惯

长时间近距离用眼使屈光系统无法得到充分放松，睫状肌长期处于收缩状态，眼部的疲劳无法恢复，最终导致视力下降。有研究提示，单次持续长时间近距离工作可能比起累积时间更为有害。[②]

4）过度使用电子产品

研究显示，当前，过长时间地玩手机、电脑、iPad 是儿童近视的重要危险因素。电子媒介的普及导致儿童将越来越多的时间花费在看电视、玩手机、打电子游戏等方面。因此，减少视屏时间是减少近视发生、延缓近视发展的重要方法之一。

5）维生素 D 的缺乏

人体 90% 以上的维生素 D 都是基于皮肤合成的维生素 D_3 转化而来，充足的户外活

---

① Ip J M，Huynh S C，Robaei D，et al. Ethnic differences in the impact of parental myopia：Findings from a population-based study of 12-year-old Australian children[J]. Investigative Ophthalmology & Visual Science，2007，48（6）：2520-2528.

② Aida G，Tsovinar H，Varduhi P. Risk factors for developing myopia among schoolchildren in Yerevan and Gegharkunik province，Armenia[J]. Ophthalmic Epidemiol，2017，24（2）：97-103

动和日晒可提高人体内的维生素 D 水平，而维生素 D 水平的改变可能与近视的发生有内在联系。研究发现，维生素 D 水平与眼轴长度呈负相关，提示维生素 D 可能在近视的致病机制中有直接的作用。

6）户外活动的减少

户外活动有利于眼睛的放松和休息，增加儿童的户外活动时间可以降低近视患病率、延缓近视进展。研究显示，儿童青少年每周的户外活动时间增加 1 h，其近视发生率可下降约 2%。①

另有研究发现，新加坡 6 ～ 7 岁华裔儿童近视发生率为 29.1%，远高于悉尼的 3.3%；同时，新加坡儿童每周仅进行约 3 h 的户外活动，而悉尼儿童每周户外活动时间长达 13.75 h。②

3. 促进户外活动

户外活动或户外玩耍（outdoor activity/play），即在室外露天处进行的为达到某种目的而采取的行动，包括散步、野餐、玩耍、上学来回路途、课间休息、体育课、室外运动等内容。广义上的户外活动包括户外休闲活动和户外体育运动等在户外进行的活动。儿童户外休闲活动主要指的是儿童的游戏、散步、野餐、郊游等运动强度较小的活动。户外体育运动包括篮球、足球、跑步、滑板车等运动负荷较大的身体活动。儿童户外活动也可分为幼儿园户外活动和园外户外活动两种。

在运动科学领域，户外活动属于体力活动或身体活动的一种类型。我国儿童青少年身体活动指南建议，儿童青少年每天应进行累积时间不少于 60 min 的中高强度身体活动，并且每天视屏时间应控制在 2 h 以内。③ 但大样本调查数据发现，我国儿童青少年每天进行中高强度身体活动的平均时间为 45 min，仅有 29.9% 的儿童青少年能够达到身体活动推荐量的标准。④ 现有研究认为，体育活动之所以对预防近视有积极作用，可能是由于多数体育活动是在具有开阔视野或充足阳光的户外进行。

安徽医科大学陶芳标教授在分析世界范围内近视与户外活动时间关系的基础上提出

① 李良，徐建方，路瑛丽，等．户外活动和体育锻炼防控儿童青少年近视的研究进展 [J]. 中国体育科技，2019（4）：3−13.

② Rose K A，Morgan I G，Smith W，et al. Myopia，lifestyle，and schooling in students of Chinese ethnicity in Singapore and Sydney[J]. Arch Ophthalmol，2008，126（4）:527−530.

③ 张云婷，马生霞，陈畅，等．中国儿童青少年身体活动指南 [J]. 中国循证儿科杂志，2017，12（6）：401−409.

④ Fan X，Cao Z B. Physical activity among Chinese school-aged children：National prevalence estimates from the 2016 Physical Activity and Fitness in China—The Youth Study[J]. J Sport Health Sci，2017，6（4）：388−394.

了“学校近视防治应重视近视源性环境改善”的观点。他指出，近视的预防应该摒弃以治疗为目的的药物和手术方法，通过干预近视源性环境和走到户外、亲近阳光来预防近视才是最经济有效的措施。[①] 赵莹认为，可从家—校—社多方面促进儿童的户外活动。

（1）家长方面：①家长应树立科学的家庭教育观；②以传统游戏的方式丰富儿童家庭户外活动；③家长应养成良好的休闲习惯。

（2）幼儿园方面：①家园共育，加强在家庭户外活动中的家园合作；②以亲子作业等形式，让幼儿园对家庭户外活动给予指导；③幼儿园延长工作日的户外自由活动时间。

（3）社会方面：①制定关于儿童户外活动设施的相关规定；②利用社区资源，发挥社区优势，创建适合儿童的户外活动场地和设备；③户外的活动器械应定期保养和检修；④利用社会资源，加强儿童家庭户外活动理念的宣传。[②]

同时，不仅要从小引导儿童积极参加户外活动，更要培养他们养成主动走向大自然、参加户外活动的生活习惯，这才是保护视力、发挥户外活动教育作用的关键所在。

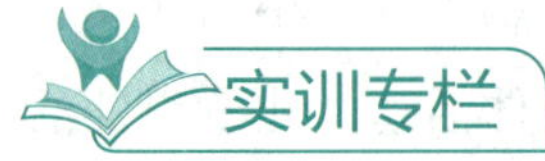

体验视力障碍——盲人方阵

游戏目的：设身处地体验视障儿童的生存环境，提升共情能力、合作能力。

游戏准备：绳子 1 根（或每组 1 根），眼罩 20 个（或每人 1 个）。

游戏规则：

（1）全班可分若干个组，每组人数控制在 10 ～ 20 人。

（2）所有组员先戴好眼罩，并在 40 min 内把绳子围成一个面积最大的正方形，所有人相对均匀地分布在这个正方形的四边。

（3）戴上眼罩后双手应放置于身前，不得背手行走，严禁蹲坐在地上。

（4）完成任务后，每组可讨论总结并派代表进行分享。

① 陶芳标．学校近视防治要重视近视源性环境的改善 [J]. 中国学校卫生，2013，34（11）：1281–1283.

② 赵莹．鞍山市城区幼儿家庭户外活动现状调查研究 [D]. 鞍山：鞍山师范学院，2018.

【本章思考题】

（1）什么是发育性协调障碍？如何评估其障碍程度？

（2）运动发育迟缓与脑性瘫痪有何联系与区别？

（3）什么是融合体育？如何开展脑瘫儿童融合体育活动？

（4）智力障碍是指什么？在对其进行运动干预时如何控制运动强度？

（5）请自拟主题，设计一份含一名轻度自闭症幼儿的中班融合体育活动教案。

（6）我国儿童的肥胖与近视问题是否需要重视？为什么？

第五章 照护管理

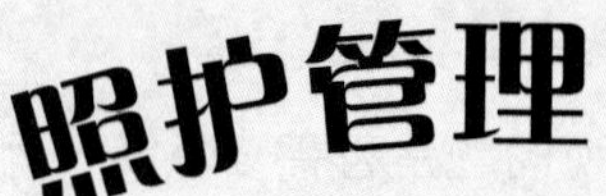

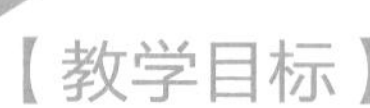

【教学目标】

➢ 师德养成目标：能够尊重各类障碍儿童，遵循照护管理过程中的操作规范。

➢ 知识与能力目标：能够在特需儿童运动康复实践中初步应用照护管理基本技术。

➢ 情感与意志目标：认同照护管理的重要意义，能够积极实践。

【教学重点与难点】

➢ 教学重点：基本姿势、自理动作的照护管理。

➢ 教学难点：自理动作的照护管理。

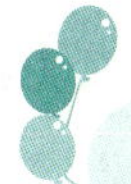

第一节　基本姿势

基本姿势包括卧、坐、站及行。基本姿势的照护管理是运动康复的基础。

一、卧

正常儿童常见卧姿为仰卧、俯卧、侧卧等。肢体不能自行支配的情况下，肢体暂时或长期不能完成正常的卧姿，需要完成肢体的摆放。肢体摆放主要是根据疾病的特点、功能障碍情况，协助并指导患儿摆放正确、舒适、有利疾病康复的体位。

1. 卧位的肢体摆放

以 CP 患儿为例。CP 患儿抗痉挛体位可以避免上肢弛缓性瘫痪期肱骨过度外展和痉挛期肩关节内旋、肘屈曲、前臂旋后、腕关节及手指屈曲姿势，避免下肢迟缓性瘫痪期关节屈曲、外展、外旋，膝关节屈曲，踝关节跖屈、内翻和痉挛期关节伸展、内收、外旋，膝关节伸展，踝关节屈曲、内翻的姿势，以及避免关节挛缩、变形等并发症及继发性损害。

1）仰卧位

取仰卧位，面向患侧，轻托患侧肩胛，于肩胛下垫大小合适薄枕，使肩部上抬前挺，上臂外旋稍外展，前臂旋后，肘伸直，腕关节轻度背曲，掌心朝上，手指伸直，整个上肢整体抬高平放于枕头上。患侧髋、臀、大腿外侧垫枕，膝下垫软枕，保持患侧髋关节稍内旋、膝关节稍屈曲、踝关节背屈 90° 位（见图 5-1）。选择枕头时注意长度、宽度、高度的合适。对于 CP 患儿来说，仰卧位受颈紧张性反射和迷路反射影响，异常活动最强，同时也会增加尾骶部、足跟等处压力性损伤的风险，因此要尽可能少使用此体位。

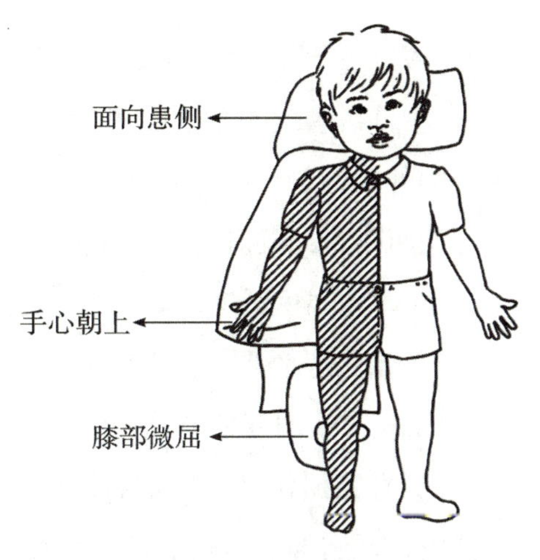

图 5-1　仰卧位

2）健侧卧位

协助或指导患儿翻身，使健侧在下，患侧在上，背部枕头支撑，保持躯干稳定。患侧上肢置于枕头上并高于心脏位置，患侧肩前伸，前屈不超过 90° ，肘关节伸直，腕关节背伸，五指伸直分开。健侧下肢自然屈曲，患侧下肢呈跨步位置于软枕上，牵拉跟腱保持踝背屈 90° 位（见图 5-2）。

3）患侧卧位

协助或指导患儿翻身，使患侧在下，健侧在上，背部枕头支撑，保持躯干稳定。双手向外上轻托患肩，防止患肩后缩受压，动作轻柔，避免强拉患肩引起肩部损伤。患肩前屈不超过 90° ，肘关节伸直，前臂旋后、掌心向上，整理手指，保持伸展。健侧上肢自由活动。患侧下肢在后，髋、膝关节微屈，调整踝关节使呈背屈 90° ，健侧下肢在上，置于厚材上，使患儿处于舒适位置（见图 5-3）。该体位应为首选体位，可以增加感知觉刺激，并使整个患侧被拉长，从而减少痉挛，而且健侧手在上，可以自由活动。

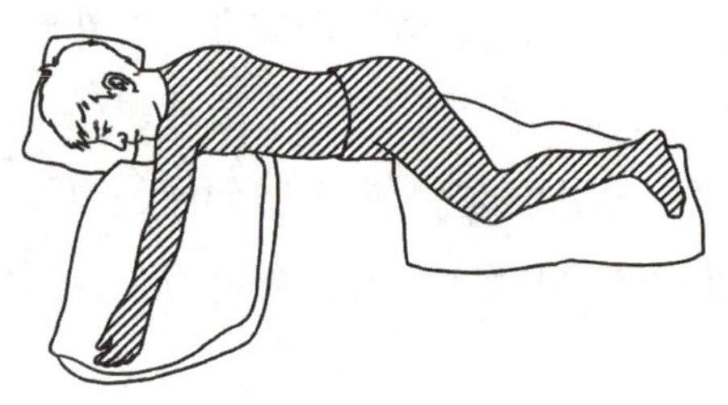

图 5-2　健侧卧位

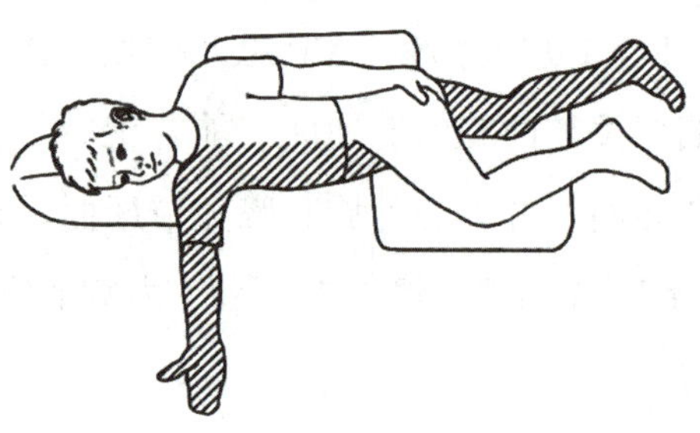

图 5-3　患侧卧位（首选体位）

4）注意事项

（1）仰卧位时头部需垫薄枕，可以避免颈部过度屈曲，以免加重上肢的屈肌痉挛和下肢的伸肌痉挛。面向患侧，减轻上肢的屈曲痉挛。足底不放任何物品，避免刺激足底增加伸肌模式的反射活动，视情况可佩戴踝足矫形器，预防足下垂或内外翻畸形。

（2）室内温度适宜，避免因过冷而肌张力增高。

（3）床保持平整，避免在体位转换过程中皮肤损伤。

（4）每 2 小时变换体位一次，脊髓损伤患儿注意脊柱稳定性，避免二次伤害。

（5）脊髓损伤骨折稳定后，可仰卧位、侧卧位、俯卧位（患者俯卧，两臂屈曲放于头两侧，两腿伸直，胸下、髋部及踝部各放一软枕，头偏向一侧）转换，逐步增加俯卧的耐力，促进膀胱排空，预防下肢伸肌张力增高，预防身体后侧压力性损伤。

（6）患儿手中不放置任何物品，以免引起抓握反射。

2. 功能位摆放技术

功能位是指当肌肉、关节功能不能或尚未恢复时，使肢体处于能发挥最大功能的位置。功能位有利于肢体恢复日常生活活动，如进食、梳洗等，即使发生挛缩或僵直，只要做出最小努力即可获得最基本的功能。故肢体受伤后（如手部骨折），一般需固定在功能位置，它是依据受伤部位功能的需要而综合考虑得出的一种体位。肢体的各个关节都有各自的功能位。

1）上肢各大关节的主要功能位

肩关节屈曲 45°，外展 60°；肘关节屈曲 90°；腕关节背屈 20°～30°；拇指掌侧外展，各掌指关节及近节指间关节半屈曲，而远侧指间关节微屈曲。

2）下肢各大关节的主要功能位

髋关节外展 10°～20°，前屈 15°～20°；膝关节屈曲 5°～10°，儿童可用伸直位；踝关节功能位即它的中立位，不背伸或屈，不外翻或内翻，足底平面不向任何方向偏斜。

二、坐

1. 标准坐姿

儿童不良坐姿会引起脊柱侧弯、驼背等不良体态，影响儿童正常形体发育。因此，良好的坐姿养成对儿童尤为重要。标准的坐姿不仅指挺胸抬头，还包括：①坐骨结节受力；②头顶向上牵引身体；③脊柱第 12 胸椎和第 1 腰椎水平向前发力；④收下颌向后；⑤调整左右两侧至对称。

注意事项：坐姿要稳定，应保持身体坐立在椅子的前半端，身体挺拔垂直，双腿膝盖到脚踝自然分开，与肩同宽，上身始终挺拔，双肩处于放松状态（见图 5–4）。

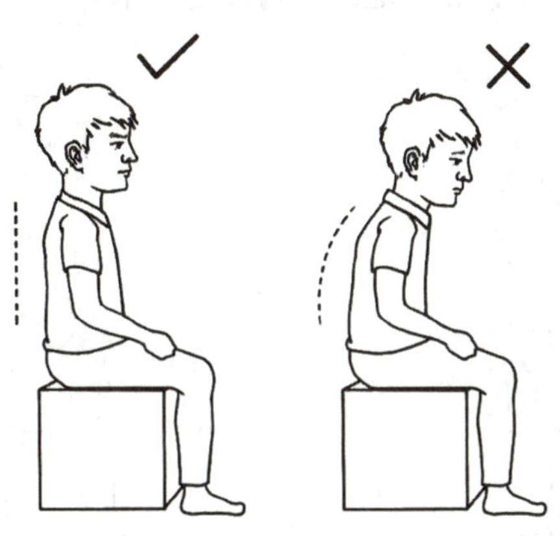

图 5–4　标准坐姿示范

2. 床上坐位

病情允许时，应鼓励患儿尽早在床上坐起。但是床上坐位难以使患儿的躯干保持端正，容易出现半卧位姿势，助长躯干的屈曲，激化下肢的伸肌痉挛，因此在无支持的情况下应尽量避免这种体位。取床上坐位时，应在患儿背后用多个软枕垫实，使脊柱伸展，达到直立坐位的姿势，头部无须支持固定，以利于患儿主动控制头的活动。患侧上肢抬高，放置于软枕上，有条件的可给予一个横过床的可调节桌子，桌子放一软枕，让患儿的上肢放在上面。髓关节屈曲近90°；患侧肘及前臂下垫软枕，将患侧上肢放在软枕上（见图5-5）。

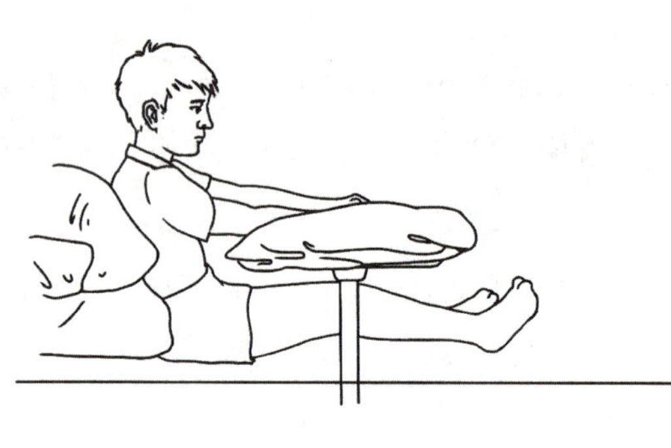

图5-5　床上坐位

三、站

儿童正确站姿的训练与培养对儿童生长发育及机能均具有良好的促进作用。儿童站立应保持双脚并拢姿态，挺胸收腹抬头站立，将身体的重心侧重在中间部位，将下颌部位微微收起，双肩放松，面部表情微笑，双眼平视前方。通过靠墙站的形体训练，五点一面的站姿能够帮助儿童更好地掌握站姿要领，对不同的动作起到良好的控制作用（见图5-6）。

四、行

儿童行姿技术同样是良好步态形成的基础，需要进行技术训练，及时纠正儿童不良步态有利于儿童骨骼肌肉的生长发育。在行走过程中双脚的移动应始终是直线状态，儿童行走时上身要保持稳定状态，双肩放松，这样才能在行走中更加平缓、稳定。形体训练中的直线走训练，能够更好地帮助儿童控制行姿技术（见图5-7）。

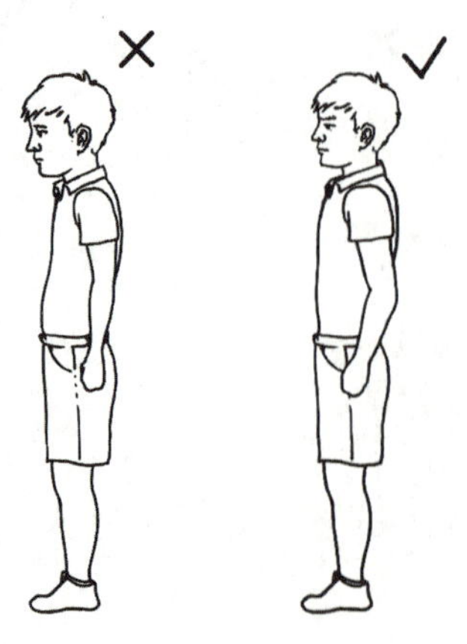

图5-6　站姿

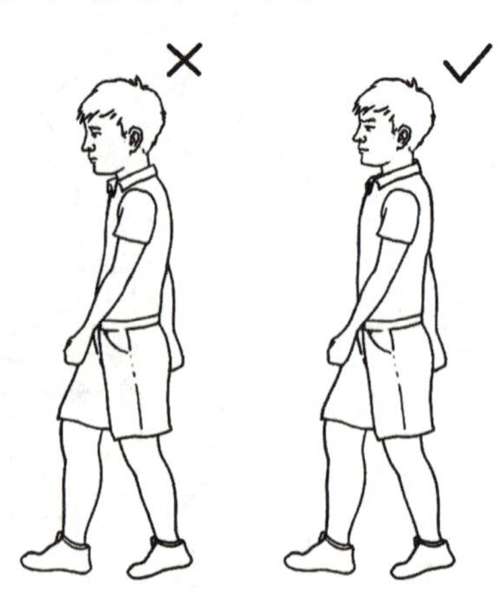

图5-7　行走姿势

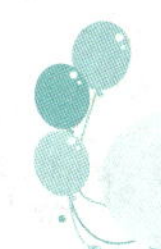

第二节　自理动作

一、穿脱衣裤

对于 3 ～ 6 岁儿童来说，训练穿脱衣裤是形成自理能力的基本动作训练，正确的穿脱衣指导对于儿童今后的自理能力发展十分必要。

1. 脱衣服

脱衣服时，有的儿童先拉袖子，有的儿童先拉领子，不管是先拉袖子还是领子，都要注意拉住衣袖再缩手，这样就能避免把衣服脱反，穿的时候也就方便了。儿童脱衣服时，教师或家长要经常提醒："拉住袖子缩小手。"

2. 脱裤

指导儿童在床上，站在铺好的被子上脱裤子。双手拉牢外裤的裤腰口，用力往下推，把裤腰口推到膝盖处。然后坐下来，一条腿膝盖弯曲放在另一条腿上，双手拉往裤脚口，用力往外拉，待一只裤腿拉出来再拉另一只裤腿。脱下裤子后，将裤子叠好，两个裤腿碰头，叠起，再弯弯腰，叠好裤子。

3. 穿衣

1）标记法

儿童分辨衣服前后会有一定的困难，针对这一问题，可以运用标记法，让衣服上的某些标记来帮助儿童分辨衣物的前后和里外。

（1）服饰标记大寻找。每一件衣服或裤子上面都会有标签，在教儿童穿衣服时，首先教儿童寻找衣服上的前后标签，如找衣领上的标签，穿衣服的时候标签都是朝里的。找裤子上的标签时，要注意裤子上的标签不仅在里面，而且在后面。穿裤子的时候要把有标签的那一面靠近床面。

（2）自制标记来添加。对于有些没有标记的毛衣等，可以结合家园联系，请家长帮儿童在衣服的前面做上标记，有的贴个标签，有的缝个五角星等，便于穿衣服时正确地找到前后。

2）儿歌法

3～6岁儿童思维的特点还是以直觉行动思维为主，编唱儿歌可以强化儿童思维，儿歌内容具体、直观、形象，朗朗上口，易读易懂，且儿歌内容有直接指导学习的作用。为了让儿童尽快掌握穿衣服的方法，可以收集一些穿衣儿歌帮助儿童学习。

对于运动损伤或肢体活动障碍儿童，康复初期需要成人协助其完成穿脱衣裤动作，当损伤恢复或活动障碍不存在时，应根据情况尽量让儿童独自穿脱衣裤，避免其产生依赖心理，不利于后期儿童自理能力的培养。

二、进食

1. 进食行为

良好的饮食行为不仅能为儿童生长发育提供必需的营养素，也对儿童身心健康、社会交际、适应能力有促进作用。随着生活水平的提高，由经济问题和食物短缺引起的儿童营养缺乏问题在我国越来越少见，而由不良的饮食行为影响儿童营养摄入的情况却日益突显。儿童饮食行为问题成为儿童保健中最为常规的问题之一，日益受到专业人士的重视。

1～3岁是儿童各种习惯形成的重要时期，应注重培养其良好的饮食习惯。此期儿童可能存在间歇性贪食与拒食，开始注重食物的非营养性功能，如进食带来的愉快感、把进餐作为与其他人交往的时机等。儿童的进餐具有较强的心理成分，在考虑儿童的营养时应注意这一特征。提供食物的方式在该时期也显得很重要，儿童需要一种把握感和成就感，成人的餐具对他们而言只会感到无法应付，因此餐具应符合儿童的年龄特点。提供的食物最好比他们实际需要的量少，可以让他们吃完再要。

就餐时间过少或过多都会影响到儿童营养素的合理摄取，由于铁摄入不足，从而导致缺铁性贫血患病率增高。儿保专家主张，从小培养儿童良好的饮食卫生习惯，儿童每次就餐所用时间在30～40 min为宜。因此，针对吃饭过快的儿童，及时提醒其细嚼慢咽；对儿童进餐环节中出现的边吃边玩、东张西望，把饭含在嘴巴里不肯吞下去，吃饭过慢的儿童，找出具体原因具体分析，尝试使用正向激励方法，或用午餐中多出来的水果、点心奖励有进步的儿童，或用餐后活动如玩具分享、自主游戏等来吸引他们吃得快一些，让儿童逐步自觉调整用餐时间。此外，儿童进餐各环节的方法和要求，如先在椅子上坐端正，一手扶碗一手拿调羹，往嘴巴喂饭时，要用碗接住掉下来的饭粒等。

2. 注意事项

（1）一些儿童进入幼儿期后拒绝吃固体食物，仍然喜欢用奶瓶进食，较实际的做法是逐渐稀释儿童的奶，使儿童对此不再满意，并在其感到饥饿时给予固体食物。必要时应限制其用奶瓶进食，包括两餐之间的果汁等，直到儿童感到饥饿，愿意吃固体食物。

（2）强迫儿童吃固体食物常常不可取，只会导致儿童拒食，对建立健康的饮食方式不利。在 2 ～ 3 岁期间养成的进食习惯有延续效应，如果食物作为赞扬的象征，则儿童会为非营养性原因而过分进食。如果强迫进食，进餐时总是不愉快，则以往享受进食的愉悦感会消失。

（3）进餐应是愉快的过程而非“做规矩”和家庭争吵的时间，进餐时提供社会交往的机会会分散儿童的注意力，所以应让儿童提早用餐。

（4）大一些的儿童无法忍受长时间坐在餐桌边，他们会变得躁动不安，特别是当儿童刚刚结束游戏活动就被带到餐桌旁。可提前 15 min 让他们结束游戏，让他们有时间在身体上和心理上做好调整，准备就餐。

（5）对学龄前儿童而言，坐在餐桌旁边进餐的时间很难熬，因此“少食多餐”是满足儿童营养需求的较好办法。两餐之间的小吃可以提供必要的营养素，特别是热量、蛋白质、碳水化合物、钙和维生素 C。

三、如厕

如厕，就是解手、大小便。学龄前儿童如厕能力是基本的生活自理能力。实践证明，关注儿童如厕能力的发展对儿童的生理健康、排泄习惯、生活自理能力，以及性保护能力的培养有重要影响。如厕是人的一种本能，是儿童生理成熟到一定阶段的必然产物。儿童 18 ～ 24 个月学会行走后便已具备控制肛门直肠括约肌的能力，但大小便的控制还受生理心理因素的影响。此时儿童基本掌握了大部分的大动作技能，能聪明地用语言或动作与父母沟通这一需求，尚未出现执拗和抗拒的行为倾向，知道如何通过控制大小便取悦父母。认知的发展使他们能够表示便意，理解排泄的时间和场所，为大小便训练做好了生理和心理的准备。

1. 如厕训练误区

1）把尿

有调查显示，7% 的家长从婴儿一出生就开始把尿，73% 的家长从婴儿出生两三个月开始把尿，13% 的家长从婴儿出生 5 个月以后开始把尿，一直到他自己学会尿尿。

因为在家长看来，把尿是理所当然的，因为有助于婴儿形成条件反射，及早养成良好的如厕习惯。但是，这种现象从价值本位的观点来看，是“家长本位”而不是“儿童本位”，违背了当代“以儿童为本”的育儿理念。从医学的角度来看，从婴儿刚出生或是出生两三个月就开始把尿，违背了婴儿的生长发育规律。

2）开裆裤

开裆裤确实为家长提供了很大的方便，但从儿童生殖器卫生的角度来看，穿开裆裤的儿童很容易因排泄器官暴露，接触到污染物造成泌尿系统感染，也容易使其私处受到外伤，对儿童的健康与卫生不利。同时，用新精神分析理论学者埃里克森的观点来看，这一阶段的儿童正处于自主对羞耻和怀疑的阶段，随便在他人面前暴露私处，强制儿童如厕，既是对儿童的不尊重，不利于儿童形成自主性，也是对他人的不尊重，儿童随地大小便容易污染公共环境的卫生。

2. 如厕训练技巧

根据相关医学原理及心理发展原理，对儿童进行科学的如厕训练对儿童的生理健康、排泄习惯、生活自理能力，以及性保护能力的培养有重要影响。首先，如厕训练的开始时间是在1.5岁前后。因为在此时期，儿童已基本学会走路，其神经系统的发育趋于成熟，已经能够自主控制负责排泄的括约肌，并且也有能力向成人表达排泄的意愿，达到生理准备。其次，家长要为儿童提供舒适、方便的环境，为儿童选择易穿、易脱的裤子和适合儿童的便盆或坐便器，可让儿童感到安全。稍大儿童可选用放在成人坐便器上的便携式儿童便圈，从而逐渐过渡到使用成人坐便器。应在儿童脚下放一只小凳子帮助其平衡身体。同时，应让儿童看到便后冲水的过程，使其意识到这一行为并常规化。练习排便一般以每次5～10 min为宜，父母必须陪在旁边。最后，家长要让儿童在如厕过程中体验到排泄后的舒服与快感，通过成功排泄让儿童体验自主控制身体的成就感，以达到儿童在心理上的准备。

注意事项：

（1）在训练过程中，应随时采用赞赏和鼓励的方式，训练失败时不要表示失望或责备儿童。

（2）训练排便时，儿童的穿着应易脱卸或穿开裆裤，并让他们观察他人的大小便行为。

（3）在大小便习惯形成的过程中，会经常发生尿裤子的现象，特别是儿童专注于游戏和玩耍时。所以应经常提醒儿童，并带他们到卫生间看是否需要大小便。

（4）大便训练经常较小便训练先完成，因为它较有规律性，而且儿童对排大便的感觉更强烈。

（5）在环境突然变化时，儿童已形成的排泄习惯会改变，但当儿童情绪平稳后，排泄习惯会恢复。

3. 入园后如厕能力训练

（1）儿童入园后，教师带领儿童参观厕所，让儿童熟悉环境，并为儿童提供便盆或痰盂，以备不时之需，并能让儿童感受到家一样的自在。

（2）教师与家长沟通，尽量让儿童穿着易脱、易穿的裤子。

（3）在教学和日常生活中，让儿童了解男女如厕方式不同，知道尿湿裤子会让自己不舒服。同时，要引导儿童敢于表达自己的意愿，并及时提醒儿童如厕时间。

（4）教师组织儿童男女分开上厕所，并告知儿童男女生不能在一起上厕所。有条件的幼儿园，可以给儿童提供男女分厕或是在中间进行隔挡。

良好如厕习惯的培养不但能够培养儿童的生活自理能力，还可以促进儿童生理、心理的正常发育发展，为儿童成人后良好独立人格的形成奠定基础。

第三节　书写动作准备

一、精细动作游戏

儿童精细动作能力是书写动作的基础，可采用精细动作游戏来促进儿童精细动作能力的发展。

1. 游戏材料选择

（1）安全性。儿童年龄小，分辨能力弱，选游戏材料时首先要考虑安全性，一看材料大小，不宜放入口耳鼻；二试材料拼接口，不与儿童的手指粗细相对应；三摸材料光滑性，无锋利的边和尖锐的角。

（2）多样性。材料选择既要符合儿童年龄阶段特点，又要满足不同儿童的个体差异。符合儿童年龄特点的备选游戏材料包括：①直径为 4 cm 和 8 cm 的雪花片及立体雪花片；②木质本色、彩色积木；③泡沫积木，彩色套圈，五彩串珠，水管，叠叠高及大、中型乐高插塑；④废旧材料：奶粉罐、各类盒子、牛奶罐、吸管等。可依据不同儿童的特定需求或教育目的从备选材料中选择多种材料进行组合。

（3）色彩性。依照儿童的色彩认知水平，年龄越小的儿童越喜欢纯度高、颜色鲜艳的物体，应选择以红、黄、蓝、绿四种基本色为主基调的游戏材料。

2. 精细动作游戏的开展

积木相对应的结构技能有垒高、平铺、加宽、延长、围合，主要运用满手抓和拇指与四指对捏动作；套圈只对应垒高技能，也是运用满手抓和拇指与四指对捏动作；插塑相对应的技能有拼插、延长、围合，需要的精细动作是拇指与四指对捏及拇指与食指对捏；串珠对应的技能是穿，运用的精细动作是拇指与食指对捏。

通过多种组织形式，运用不同指导策略，努力提高儿童精细动作和结构技能。①一日时间，合理安排。晨间活动：晨间入园时间，约半小时，属自由活动，提供多种结构材料，儿童自主选择，关注儿童对材料的兴趣，以不同形式适时、适当给予指导。②餐后活动：每周 3 次，中餐后约半小时，半自主时间，由个别儿童选择搭建材料。教师帮助或指导个别儿童搭建，关注儿童兴趣及持续时间长短。适当的教师指导推进游戏，教师的及时赞赏、鼓励，合理的情境创设及有效的互动能引发儿童游戏动机，让结构游戏得到推进。而游戏的推进则让儿童有更多的操作机会，为精细动作发展加快进程。

二、书写姿势与动作

学龄前儿童期手部处在精细动作发展的关键时期，培养儿童书写姿势及动作可以训练儿童精细动作，促进深部细小肌肉的发展。另外，并不建议要求学龄前儿童完成繁杂、过多的书写，这容易使手部细小肌肉群发生疲劳。因此，学龄前儿童期书写姿势的训练时间不宜过久，主要强化儿童学习正确书写姿势的意识，为以后小学阶段执笔、写作发挥一定的促进作用。由于低年级儿童经常会出现坐姿及握笔错误的情况（见图 5-8），教师在儿童写字训练过程中应该多加监督提醒，及时纠正儿童错误的书写姿势，并持之以恒，促使儿童在反复改正中掌握正确的书写姿势。在指导儿童书写时，可让儿童牢记“三个一”：手离笔尖一寸，眼睛离本子一尺，身体离桌子一拳，并且“身要正，肩要平，脚不动”（见图 5-9）。可以在每天大课间，用教室多媒体播放书写知识，通过影像向儿童展示、讲解正确的书写坐姿和执笔方式。

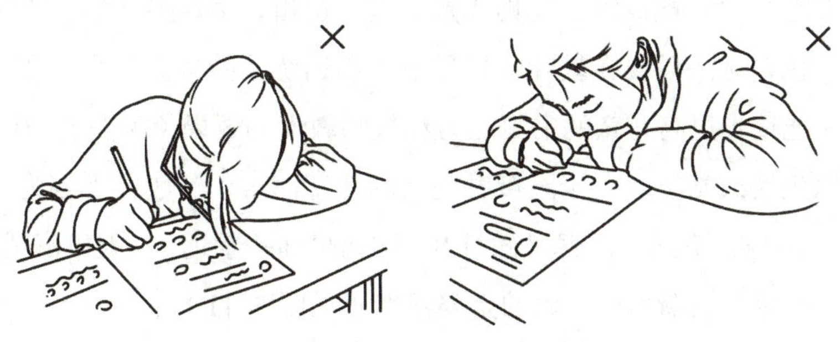

图 5-8 错误书写姿势

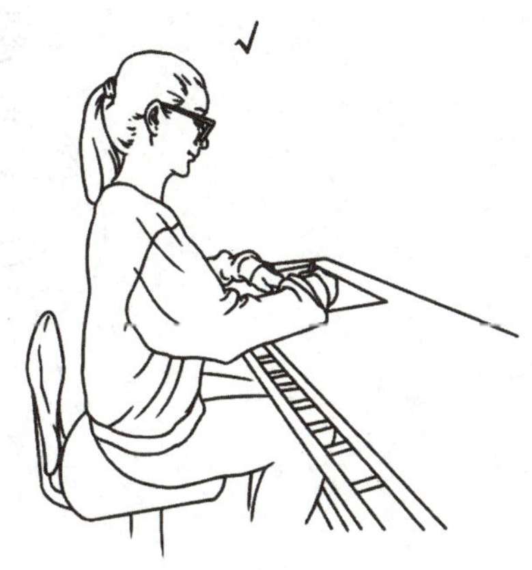

图 5-9 正确书写姿势

三、写毛笔字动作

由于学龄前儿童精细动作能力不足，一般不宜进行严格意义上的毛笔字练习（一般要到小学三年级左右才可正式开始学习毛笔字），但作为一种兴趣培养还是可取的。培养学龄前儿童良好的书写习惯包括儿童能正确摆放字帖和纸张位置关系，培养儿童执笔、坐姿习惯，培养儿童合理的书写顺序习惯。课堂中培养儿童良好的书写习惯，可以提高学习和教学效率，也是儿童书法素养培养的重要内容。

（1）教学中培养儿童正确摆放字帖和纸张的位置，有利于儿童更准确地观察和书写。在练习书法时“书左纸右”，并且书尽可能离眼睛近一点，范字离所写的格子近一点，这样儿童观察字的特征时视觉误差相对小一点。我们在以往的教学中发现儿童书和纸的位置随意放置，导致观察和书写都不准确，同时也影响了书写的舒适度。

（2）培养儿童良好的执笔、坐姿习惯。①执笔。苏轼曾说“把笔无定法，要使虚而宽”，这是说执笔没有唯一的方法，只要执笔松活自如就可以了。古人对执笔有很多的论述，这里重点介绍“五指执笔法”和“三指执笔法”。“五指执笔法”是通过五指“擫、押、钩、格、抵”的方法将笔执稳，每一根手指各司其职，然后左手压好纸张，右手执笔书写；“三指执笔法”具体是大指、食指、中指夹持笔管，其余二指可以贴在中指下面。执笔方法需要在教师的指导下长期训练才能掌握，当儿童形成了正确的执笔习惯后，才能逐步提高儿童的书写能力和教师教学的效果（见图 5-10）。②坐姿。书法练习时可以坐姿或站姿，对于刚接触毛笔的儿童而言，一般以坐姿为主。坐着书写时要求做到头正、身直、足安、两臂微微打开、胸离桌面一拳远，一般以舒适自然为原则，在长期的训练中儿童会逐渐养成正确的坐姿习惯（见图 5-11）。

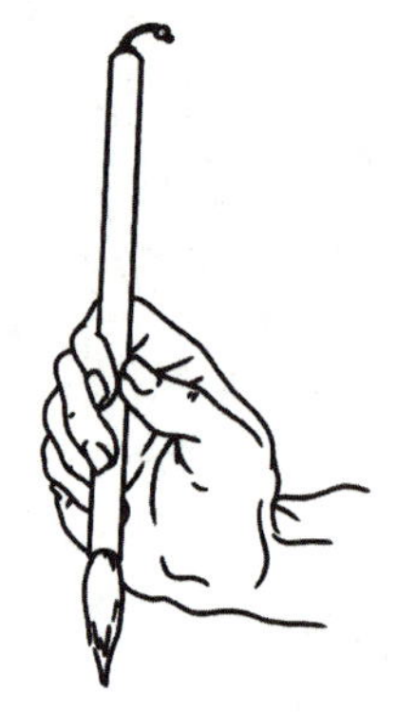

图 5-10　握毛笔姿势

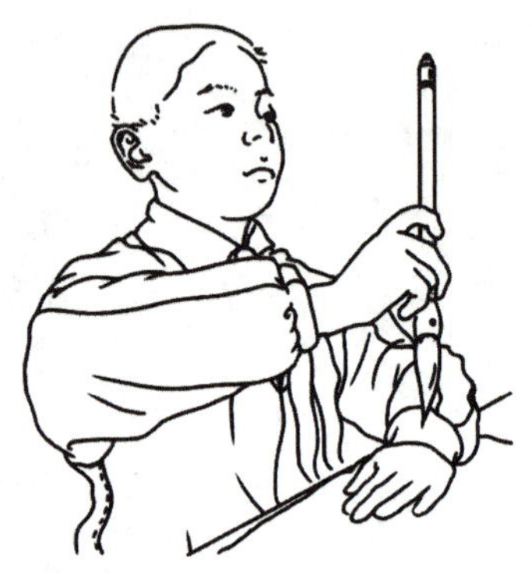

图 5-11　毛笔书写姿势

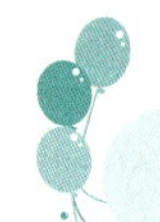

第四节　运动康复辅具与环境

运动康复过程中，既需要辅助器具来弥补生理功能缺陷，预防功能退化，也需要创设无障碍环境，提高各类残障儿童的独立自主能力。

一、康复辅助器具

康复辅助器具通过代偿或补偿的方法来矫治畸形，使接受运动康复治疗的患儿最大程度地实现生活自理。

1. 矫形器的运动康复中护理

矫形器（orthosis）是运动康复常用器具之一，是在人体生物力学的基础上作用于躯干、四肢等部位预防、矫正畸形或功能代偿的体外装置。CP 儿童常用的矫形器有足矫形器、动态与静态的踝足矫形器、膝踝足矫形器等。由于生物力学、现代材料学的迅速发展，矫形器的设计开发有了相当大的进步。在康复医学领域，人们已把矫形器技术视为与运动治疗、作业治疗、语言治疗一样重要的康复技术之一。

1）矫形器的基本作用

（1）稳定和支持作用。限制关节的异常活动，保持关键的稳定性，并且有利于功能训练及下肢承重能力的重建。如儿童麻痹后遗症、下肢肌肉广泛麻痹患儿可以使用膝踝足矫形器来稳定膝踝关节以利于步行。

（2）保护和固定作用。通过对病变肢体或关节的固定保护，促进组织愈合，防止关节挛缩、畸形，减轻疼痛，保持关节正常的对线关系。如骨折后的各种固定矫形器。

（3）预防、矫正畸形作用。多用于肌力不平衡或软组织病变，也可以通过矫形器的限制，预防潜在的畸形发生和发展。矫正作用多用于儿童，儿童处于生长发育阶段，骨关节生长存在生物可塑性，可以取得较好的矫形效果。

（4）减轻轴向承重作用。通过矫形器的压力传导和支撑，能减轻肢体或躯干长轴承重，促进组织修复，如坐骨负重矫形器可用于治疗无菌性股骨头坏死。

（5）抑制站立、步行中肌肉反射性痉挛的作用。控制关节运动，减少肌肉反射性痉挛，如硬踝足塑料矫形器可用于CP患儿步行中出现的痉挛性马蹄足内翻的矫正，改善步行能力。

（6）改进功能。通过矫形器的外力源装置，能改善患儿的日常生活和工作能力，如各种帮助手部畸形患儿改进握持功能的腕手矫形器。

矫形器种类很多，有具有单一治疗作用的矫形器，也有同时具备多种治疗功效的矫形器。有的是静止矫形器，有的是动态矫形器，前者主要是用来固定和保护肢体，后者还带有关节或弹力部件，肢体可做单项或多项运动。

2）矫形器佩戴的功能训练

矫形器佩戴和训练计划制订需在正规医院康复治疗中心进行，经康复治疗小组的评估后，结合患儿的各方面情况制订个性化的康复训练计划。佩戴前的训练目标，应以增强肌力、改善关节活动范围和协调能力及消除水肿为主。在正式使用前要进行试穿，观察矫形器是否到达处方要求，舒适性及功能性是否符合要求，并对动力装置等结构进行相应的调试。矫形器使用时的训练，应教会患儿正确、有效地使用矫形器，并进行功能锻炼和日常生活能力的训练。例如，在使用踝足矫形器时，需要进行保持身体平衡、站立、行走等的训练。

2. 助行器的运动康复护理

助行器是指辅助人体支撑体重、保持平衡和行走的工具，主要适用于站立不稳、步态不平衡、一侧下肢不能支撑的患儿等。下肢功能障碍常表现为站立和独立行走困难，多数患儿在进行步行训练前都需要借助步行辅助器来辅助站立和步行，少数 CP 患儿甚至需要终生使用。

1）助行器的基本作用

（1）保持身体平衡。颅脑外伤或多发性硬化患儿平衡功能受损伤，需要助行器来加宽步行的基底；对下肢无力或运动功能障碍的患儿，有保持平衡的作用。

（2）支撑体重。用来保护受损的关节或骨骼；偏瘫患儿的下肢肌力减弱不能支撑体重，可以用助行器替代。

（3）辅助行走。扩大患儿行走时的支撑面，以增加步行的稳定性。

（4）其他。下肢骨折患儿可以使用助行器来缓解疼痛；盲童可以使用手杖作为探路器；脊柱侧弯或肢体变短时可用来代偿畸形。

2）助行器的分类及使用

（1）儿童腋杖助行器（见图 5-12）。腋杖是最常见的助行器之一，适用于步行不稳或步行暂时功能障碍者，如脊髓灰质炎后遗症、胫腓骨骨折、截瘫等患儿。

腋杖基本步行方法：①四点步行。先伸出左侧腋杖，然后迈出右足，再伸出右侧腋杖，最后迈出左足。该法与正常步态相似，适用于骨盆上提肌肌力较好的下肢功能障碍的患儿。②三点步行。截瘫：患足——双拐——健足；偏瘫：双拐——患足——健足。③两点步行。一侧脚与对侧下肢同时伸出作为第一着地点，再迈出对侧的腋杖和下肢作为第二着地点。

腋杖长度测量：身高减去 41 cm 即为腋杖长度，站立时大转子的高度为把手的位置。正常杖与躯干侧面应成 15° 角，腋垫顶部与腋窝的距离应有 5 cm 或三横指，否则容易失去肩部的固定作用和损伤臂丛神经。

（2）儿童助行架。助行架是用来辅助下肢功能障碍患儿步行的工具，常见有标准助行架、轮式助行架、助行椅和助行台等。助行架适用于偏瘫、截瘫、截肢、全置换术后等患儿，它主要有保持平衡、支撑体重、增强上肢伸肌肌力的作用。标准助行架和轮式助行架、助行椅高度测量方法同手杖长度测量方法相同。

助行架的基本步态模式：①提起助行架放于前方，距离为患儿上肢伸出一臂左右；②向前迈一步，落在助行架后两足连线附近，一般先迈患肢，再迈健肢。

儿童助行架使用注意：一方面，患儿长时间使用助行架时容易造成肢下、前臂、腕部等部位的压力性损伤，需要加强观察，发现问题及时对症处理；另一方面，使用助行架行走时要保证环境安全，指导正确的步行架使用方法，避免跌倒（见图 5–13）。

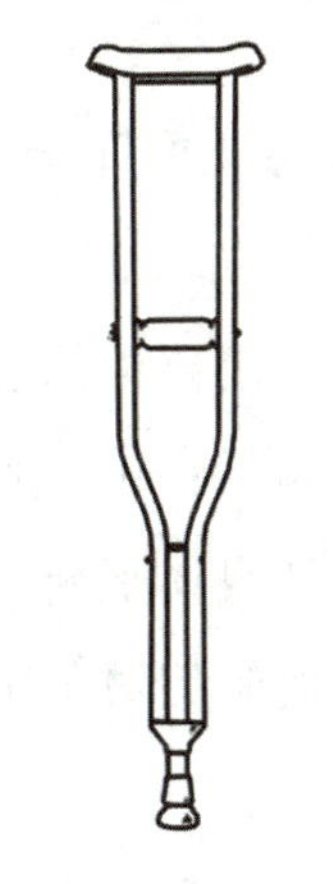

图 5–12　腋杖助行器

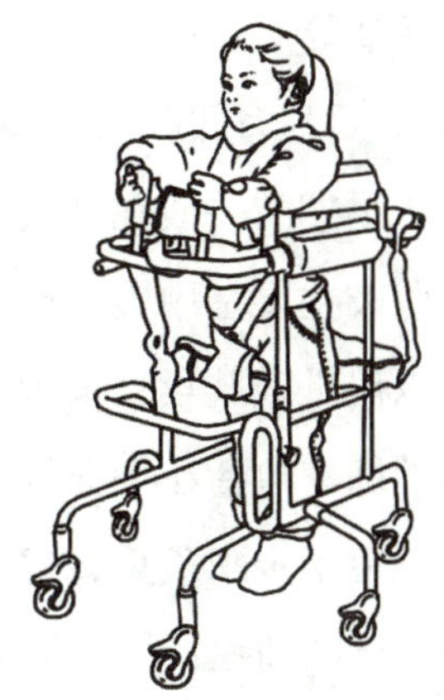

图 5–13　助行架

3. 假肢的运动康复护理

假肢是为截肢患儿弥补肢体缺损和代偿其失去肢体的功能而制造装配的人工肢体。假肢的主要作用是代替失去肢体的部分功能，使截肢患儿恢复一定的生活自理能力和工作能力。通常情况下，儿童疾病、交通事故、运动创伤等原因导致的截肢患儿均适用。

1）上肢和下肢假肢的功能训练

上肢是进行日常生活和精细活动的主要器官，所以上肢假肢的基本要求为外观逼真、功能良好、动作灵活、穿脱方便、轻便耐用［见图 5–14（左）］。下肢假肢的功能是承重、平衡、站立和步行［见图 5–14（右）］。功能良好的下肢假肢除了以上要求外，还应具有合适的长度、良好的承重功能和生物力线，以保证截肢患儿安装假肢后步行平稳、步态良好。

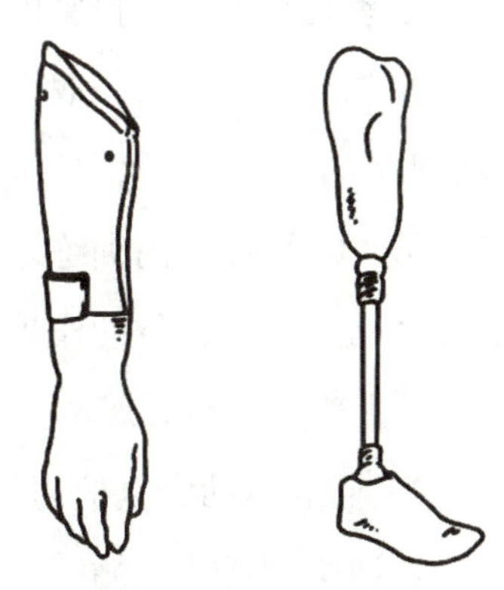

图 5–14　假肢（手和脚）

（1）穿戴假肢（手）前的临床训练。当截肢手为利手时，首先要进行更换利手的训练。可以先从日常生活动作开始，然后过渡到手指的精细协调动作训练，最终使截肢侧能完全替代利手的功能。

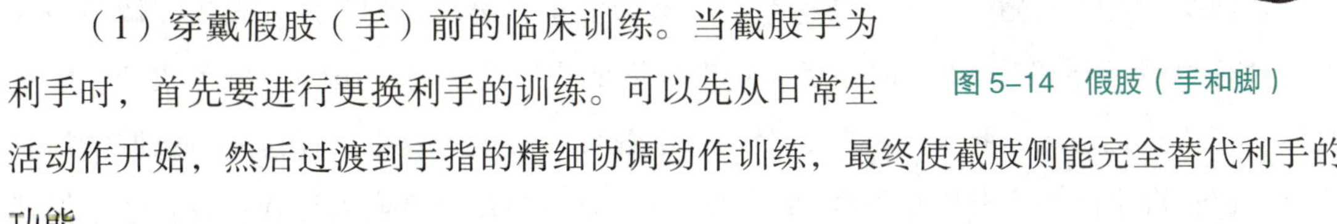

（2）穿用假肢（手）的训练。首先教会患儿认识假肢的名称和用途。其次教会患儿穿脱和使用假肢。如果是前臂假肢，应教会患儿前臂控制和机械手使用的方法。如果是上臂假肢，除了前臂假肢要学的技能之外，还要学会前臂和手的控制、肘关节屈曲、开启肘锁和肩关节的回旋。如果是钩式能动手，还要指导患儿训练抓控和释放的动作，再进一步指导患儿日常生活自理能力，如洗漱、修饰、穿衣服、洗澡、吃饭、如厕、家务活动等。

（3）截肢后临时假肢的安装及康复训练。为了帮助截肢患儿早日康复，回归家庭，近年来多主张早期（一般在截肢术后 2 周，伤口拆线后）即可安装临时假肢。这种早期安装的临时假肢主要是用石膏或其他可塑性材料制成接受腔，需要提前进行佩戴假肢的适应性训练以促进残肢早日消肿，早日定型。主要训练内容包括：①穿脱临时假肢的训练；②平衡训练，包括在平衡杠内进行单足或双足站立来保持身体平衡；③迈步训练，开始从假肢侧迈半步来负重，逐渐过渡到整部负重，然后过渡到假肢负重，再训练健侧迈步；④侧方移动训练；⑤上下阶梯及坡道训练。

（4）永久性假肢的安装及康复训练。在应用临时假肢进行系统性训练之后，残肢已基本良好定型，身体的平衡性、灵活性及步态等均在较满意的情况下，即可装配永久性假肢。这个时间一般在临时假肢应用后的 2 ～ 3 个月，根据患儿的情况进行调整。该阶段主要针对永久性假肢进行适应性训练，强化下肢的肌力和运动功能，加强平衡功能、协调功能及肢体步态的训练。

主要训练内容：①穿脱假肢训练。先在残肢上涂上滑石粉，然后套上残肢袜，再将残肢穿进假肢接受腔。如果是用悬吊和固定装置的大腿假肢，先要扎紧腰带，然后将吊带的松紧调整到适当拉紧的位置，先走几步，再调整到合适位置。②起坐和站立训练。假肢在前，健肢在后，双手压大腿下部，以健侧支撑体重，训练站起、坐下动作，训练时假肢尽量靠近椅子，身体外旋 45°，以健侧肢体支撑，屈膝时假肢侧的手扶着椅子慢慢坐下。③平衡杠内训练。主要训练假肢内旋动、重心转移运动、交替关节运动、向前步行运动及侧方移位动作等。④实用性动作训练。包括地面坐起和站立训练、上下台阶训练、上下坡训练、跨越障碍物训练及地上拾物训练等。

2）假肢运动康复护理

在训练中要注意循序渐进、劳逸结合，环境安全，避免跌倒等意外发生。佩戴假肢进行训练尽量不要超过 1 h，训练后要观察残端的皮肤情况有无破损、颜色改变、感觉改变等，要防止残端皮肤发生红肿、溃疡、毛囊炎、过敏等发生。保持残端皮肤清洁、干燥，每日温水清洗，轻轻拍打局部。出汗较多时，要及时更换内衬套，并且注意保持平整，避免出现皱褶。如果一段时间不使用假肢或体重增加 3 kg 以上时，会出现残肢周径增大、体积增大以至于接受腔不能适应。因此，为了合适地使用假肢，要保持体重稳定。如果有一段时间不使用假肢，则要用弹力绷带经常缠绕残肢，以保证残肢体积的稳定。

二、无障碍环境

联合国和世界银行等政府间组织声称，全世界 10 亿残疾人中的大多数生活在发展中国家，面临贫困和低水平生活条件的高风险。2006 年通过的《残疾人权利公约》要求缔约国包括发展中国家都要尊重、促进和实现残疾人的权利，包括促进建设无障碍环境。目前，无障碍环境一词已经不再是狭隘的仅为伤残人士创造便利，随着全球老龄化，无障碍环境对年纪较大的老年人来说，在加强生活便利性方面也具有重要意义。此外，无障碍环境的不断优化和完善对怀孕的妇女、无法独立行走的儿童和病人等特定人群也有积极意义。

从无障碍建设内容来看，地铁的无障碍设施改造，让轮椅使用者可以独立、自主、无障碍地通行，保障的是他作为一般公民的自由通行权。教室里为听力残疾学生和视力残疾学生配备使用的言语语言转换系统，保障的是他作为一般公民的受教育权。无障碍是包括残疾人在内的特定人群实现公民基本权利的支持手段，这一支持性服务的提供在依靠经济法则和市场原则予以解决之前，应优先纳入国家责任和社会义务之中。这也是无障碍相关产品和服务应当成为社会福利范围的原因。

1. 居家无障碍环境建设

学龄前儿童居家时间相对较长，除了感受亲情关怀外，对于周围的居家环境接触也十分重要。由于学龄前儿童尚不具备完备的危机意识，家长则需重视儿童居家无障碍环境建设，一定程度上减少儿童意外伤害，提高儿童生活便利性，培养儿童的独立意识。创造良好的儿童居家环境，对儿童身心发育发展均具有良好的促进作用。

儿童居家的无障碍环境可以从以下方面进行构建。

（1）家庭户（或院）出入口的无障碍改造，门槛放低利于儿童出入，但注意门锁设置，不可让儿童随便开关、在家长视线范围外独自外出。

（2）根据需要在楼梯和走廊安装扶手，避免儿童意外摔伤、碰伤。

（3）客厅、卧室、厨房、餐厅、卫生间的无障碍改造。对桌角、门框等坚硬部分进行改造，对门进行防夹防撞处理，插座插孔用保护塞处理，药物、开水壶等放于儿童不能触及处。卫生间安装无障碍扶手，设置儿童能够独自如厕的辅具，如儿童坐便、马桶踏板、儿童马桶垫等。对洗手盆，根据洗手台高度设置儿童脚踏凳、水龙头延长器等。

（4）家庭有其他特殊需要的符合无障碍改造的内容。学龄前儿童是社会的弱势群体，幼儿园和居家是儿童所处时间相对较长的环境，减少幼儿园环境和居家环境的危险因素，创造无障碍环境，可以使儿童体会到更多的人文关怀，有助于儿童生理和心理的健康发展。

2. 幼儿园无障碍环境建设

1）重要意义及建设原则

幼儿园作为年龄较小的儿童接受教育和玩耍的场所，其室内外的设计需要充分考虑到儿童的年龄特点，以及由于年龄特点可能带来的潜在的需要关注的问题。在满足儿童正常学习玩耍的条件下，提供更舒适、更安全的室内和室外环境是必须考虑的内容。提高无障碍环境建设意识在某种程度上可减少儿童运动损伤的发生。

无障碍原则主要需要考虑两个方面的内容，即安全性和适用性。

（1）安全性原则。安全性原则是指幼儿园的室内和室外环境充分考虑并避免危险物的存在及发生危险状况的问题。由于幼儿园服务的主要群体是学龄前儿童，其对存在危险的预见性不强，即使发现存在危险也不会像成人那样进行躲避，有时甚至会做出错误的判断和行为，造成更为严重的伤害。一些日常生活中对于成年人来说没有危险的普通物品，有时对学龄前儿童来说却可能造成伤害。因此，幼儿园的无障环境，必须从幼儿园的实际出发，考虑其主体是学龄前儿童的情况，创设合理的无障碍环境，使其接受启蒙教育和快乐玩耍的时候不会因为设计时的疏忽而造成伤害。

（2）适用性原则。适用性原则是指幼儿园的室内室外设施设计应该满足幼儿园主体，即学龄前儿童的使用要求，达到儿童使用中无障碍化的目标。学龄前儿童心智不够健全，身体尚未发育完全，反应不会像成年人那样敏捷，使其在日常生活中很难通过自己来满足自身需求。因此，幼儿园的无障碍环境要充分考虑学龄前儿童的特征，在幼儿园的室内和室外设置无障碍设施，使儿童能安全方便地使用各种物品，实现日常生活的无障碍化。

2）幼儿园的室内设计

幼儿园的室内无障碍环境主要从楼梯、门窗、卫生间、色彩设计、采光和照明等几个方面进行着手。

（1）楼梯。楼梯应尽量采用矩形踏板、短梯段、大平台的形式，这样可以最大限度地保证学龄前儿童的安全。①幼儿园的楼梯踏板宽度尽量大些、高度尽量小些。②楼梯踏板的材料应尽量选用防滑材料，并且设无凸缘梯板，防止儿童玩耍时滑倒。③楼梯两侧必须设置扶手，且扶手最好是连续的，扶手高度可考虑不同高度儿童的使用，可上下均设，以保证儿童在攀爬时、脚步踏空时可以用手稳住身体。④扶手栏杆宜为竖杆，间距应该符合儿童的使用要求，可在适当高度做内弧型，以增大保护，防止儿童爬栏杆引起坠落，同时还可以增加趣味性。⑤还可以进行更大胆的创新，如改楼梯为滑梯，既增加安全性也增加趣味性。

（2）门窗。在设计门窗时应尽量留予足够的交通缓冲与回旋余地，以避免转变过急或迎面冲撞以保证儿童的安全。门的设计上建议使用推拉门或者平开门，且要设置观察窗口，方便老师随时观察。此外，门窗还是发生紧急事件时的逃生通道。

（3）卫生间。卫生间的设计主要从安全和方便使用两个方面进行考虑。卫生间和盥洗间最好分开设置，以免儿童推撞过程中造成不必要的伤害。盥洗台的高度要充分考虑儿童使用的实际高效，且盥洗台下应尽可能做成封闭的状态，防止儿童钻到下面玩耍引起危险。在设计幼儿园的卫生间地面时必须考虑防滑问题，尽可能避免使用台阶，避免凸起的大便蹲位，卫生间面积小、陈设多，儿童倒退及转弯的余地过小等。可考虑大便蹲位下陷来实现地面的平整性。选择盥洗间的洁具时尽量选择没有棱角、圆滑、白色的卫生洁具。卫生间和盥洗间需要满足通风良好和空间开阔的要求。

（4）色彩设计。幼儿园的孩子处在对事物认识的初始阶段，室内丰富的色彩有助于其成长，适合其追求自然和探索新事物的天性。但是过多的色彩也许会造成儿童认识色彩的障碍。因此，在幼儿园室内的无障碍环境中，要努力营造一个健康的色彩体系，使儿童拥有色彩斑斓童年的同时，对色彩拥有健康的认识，不会出现色彩认识的障碍。

（5）采光和照明。均匀合适的光线不仅对学龄前儿童的生长大有好处，还有稳定情绪的作用。在进行幼儿园室内采光和照明设计时，需要给儿童生活提供足够的光线，但又不会因为光线的强度过大或者照射太集中造成对儿童视觉及人身的伤害。

在资源配置上，应根据入学分布情况，合理规划，对接收 5 名以上运动障碍儿童随班就读的幼儿园或学校应当设立专门的资源教室，配备必要的教育教学、康复训练设施设备，在设计初就应对各种资源教室的功能进行详细描述。在课程实施中，应提供更广阔的室外区域和辅助教学场所，如舞台和操场，积极探索校本治疗的可操作性。在教学使用设备上，除了对诸如物体的大小、重量、长度、速度和轨迹等因素进行常规更改外，还可以融合现代信息手段，搭建计算机平台，综合运用低、中、高三个层级的科技设备，借助科技力量提高特殊儿童的参与度，发挥儿童的主动性。在做好无障碍环境建设的基础上，还应最大程度地创设促进各类障碍儿童与普通儿童相互融合的校园文化环境，严禁任何基于残疾的教育歧视，积极倡导尊重生命、包容接纳、平等友爱、互帮互助的良好园风，树立生命多样化观念、融合发展理念。

【本章思考题】

（1）请描述健侧卧位的基本姿势。

（2）如厕训练的误区有哪些?

（3）请描述正确的书写姿势。

（4）矫形器的基本作用是什么?

（5）请根据你实习过的幼儿园情况，拟一个无障碍环境改造建议方案。

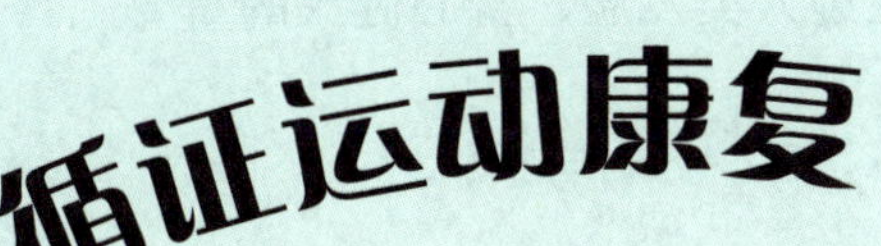

第六章 循证运动康复

【教学目标】

➢ 师德养成目标：尊重各类发育迟缓或功能障碍儿童。

➢ 知识与能力目标：能够阐释循证运动康复基本内涵和证据分级，能够在教育教学实践中初步应用循证运动康复模式。

➢ 情感与意志目标：认同循证运动康复理念并付诸行动。

【教学重点与难点】

➢ 教学重点：循证运动康复的基本理论与实践模式。

➢ 教学难点：证据评价与应用。

第一节 循证运动康复概述

目前，循证实践理念已渗透到经济社会发展的各个方面（包括运动康复领域），已成为自然科学应用于社会实践，促进人类发展、身心健康的重要工具。

一、循证运动康复概念与发展简史

1. 概念

循证运动康复（evidence-based therapeutic exercise）是循证医学与运动康复学相结合的一门学科，是有意识地、明确地、审慎地利用现有最佳证据解决运动康复问题的一种新的实践模式，是循证体育学和循证康复学的交叉领域。它强调任何运动康复决策都应基于最佳的科学研究证据，并结合运动康复实践者的专业知识与技能、实践条件及患者的个人意愿等来加以确定。而传统的运动康复主要是基于实践者的原有专业知识与技能，实践过程中缺乏科学性，没有应用最新、最佳研究证据等问题。

循证运动康复强调证据在决策中的重要性和必要性，但证据本身不是决策，正如钢筋水泥不等于高楼大厦一样。任何运动康复决策除了科学证据外，还必须兼顾现有资源和价值取向。这是由于最佳的运动康复证据也许需要昂贵的设备和治疗师高超的技术水准，而这些并不是都能达到。因此，运动康复决策必须兼顾和平衡现有最佳证据、可用资源（训练操作员）及患者价值取向（资源分配）三个方面，依据实际情况，做出合理的决定，这个被称为循证运动康复决策三要素。①

2. 发展简史

循证运动康复是随着循证医学与传统运动康复学的发展而在运动康复实践中发展起来的一门新兴学科。到了 20 世纪 70 年代，随机对照试验（Randomized Controlled Trial，RCT）已被各个临床医学学科用来评估治疗措施的效果，积累了大量的高质量的科学证据。然而，这些证据似乎并没有应用于医学实践或对医学实践影响甚微，无效的措施继续被广泛使用，有效的措施迟迟不被采纳。英国内科医生、临床流行病学家阿奇·考科蓝

① 唐金陵，［英］格拉席欧．循证医学基础 [M]. 2 版．北京：北京大学医学出版社，2016.

（Archie Cochrane）在其著作《疗效与效益》中提出“由于资源有限，因此应该使用已被证明有明显效果的医疗保健措施”，并提倡随机对照实验和系统评价。[①]20 世纪 80 年代末，更多的学者看到了科学研究对医学实践的意义，并开始寻找将这些研究证据转化到医学实践的方法和途径。1992 年，加拿大麦克马斯特大学的一批临床流行病学学者以循证医学工作组的名义，在《美国医学会杂志》发表了一篇题名为《循证医学：医学实践教学新模式》的文章，正式提出了循证医学的概念。[②]1997 年中国循证医学及 Cochrane 中心正式成立。20 世纪 90 年代后，随着循证医学的发展与推广，运动医学及社会科学等领域（包括教育学、运动康复）也引入循证医学思想，逐渐产生了循证管理学、循证社会工作、循证教育学、循证运动康复学等学科。至此，循证运动康复作为一种新的实践模式基本形成。

二、循证运动康复理论基础

1. 实证主义

实证主义是循证思想的哲学基础，它是在英国经验主义（一种区别于宗教理性主义的世界观）基础上结合自然科学的实证精神发展起来的认识论。实证主义的核心思想是拒绝通过理性把握感觉经验，强调按照实证自然科学的要求获得并检验我们的经验认识，从而使经验具有科学的意义。在具体的科学研究中，实证主义主张多用实验、调查和统计等技术和手段，用数字说话。实证主义产生于 19 世纪三四十年代的法国和英国，创始人为法国哲学家、社会学和实证主义的创始人奥古斯特·孔德（Auguste Comte）。孔德提出了思想发展的三个阶段，即虚构的神学阶段、抽象的形而上学阶段和实证的科学阶段，并指出实证主义哲学的核心是实证主义原则。①经验是知识的唯一来源和基础，一切科学知识要保证其确定性和精确性，就必须建立在来自观察和实验的经验事实基础上；②人们的认识能力只能限制于经验范围，因而对于经验之外的抽象本质、第一因等超经验的形而上学问题，我们应该置之不理，不予讨论；③因为人们的经验总是相对的，所以基于经验的知识也只能是相对的知识，没有绝对的知识。

2. 流行病学

直到 20 世纪初，人类的预期寿命一直徘徊在 30 ～ 40 岁，当时引起人类疾患和死亡的主要疾病是传染性疾病。在 14 世纪中期的鼠疫大流行中，30% ～ 60% 的欧洲人口

---

① Cochrane A L. Effectiveness and Efficiency：Random Reflections on Health Services[M]. London：Nuffield Provincial Hospitals Trust，1972.

② Evidence-based Medicine Working Group. Evidence based medicine：The new approach to teaching the practice of medicine[J]. JAMA，1992，268（17）：2420-2425.

因此丧生；20 世纪初的西班牙世界流感大流行导致近亿人口死亡。而诞生于 20 世纪中叶的现代流行病学（epidemiology）就是研究特定人群中疾病、健康状况的分布及其决定因素，并研究防治疾病及促进健康的策略和措施的科学，既应用于传染病也应用于非传染性慢性疾病（如高血压、癌症、功能障碍等），也是循证医学的方法学基础。对于一项治疗或干预训练是否有效，科学研究的目的就是寻找这个问题的真实答案。但我们永远无法知道观察到的结果是否真实，甚至不知道它离真实有多远。那么，我们如何才能知道观察结果是否是真实呢？唯一可行的方法是从研究的程序入手，尽可能地控制偏倚。控制偏倚的最有效方法是研究设计，流行病学本质上来说就是科学研究的一种方法论（包括如何制定研究设计）。根据可信度可以对不同研究设计进行排序，由高到低依次为随机对照试验的系统综述、单个随机对照试验、队列研究、病例对照研究、病例系列研究、病例报告、专家观点、动物实验及离体（试管）研究。流行病学研究的步骤和程序包括提出研究问题、选择研究设计、选择研究对象、测量研究变量、进行数据分析及陈述结果、做出推论。

3. 有效教学理论

有效教学研究主要始于 20 世纪 20 年代的西方，备受教育学界的关注。有效教学是指师生遵循教学活动的客观规律，以最优的速度、效益和效率促进学生在知识与技能、过程与方法、情感态度与价值观“三维目标”上获得整合、协调、可持续的进步和发展，从而有效地实现预期的教学目标，满足社会和个人的教育价值需求而组织实施的教学活动。[①] 有效教学的基本特征有：以学生发展为本的教学目标；预设与生成的辩证统一；教学有效知识量高；教学生态和谐平衡；学生发展取向的教师教学行为。张亚星等学者[②] 把国外有效教学研究划分为三个阶段：第一阶段（20 世纪 20 年代到 50 年代末），有效教师特征研究；第二阶段（20 世纪 60 年代初到 80 年代末）有效教学行为研究；第三阶段（20 世纪 90 年代至今）有效教学综合研究，这一阶段的研究经历了以教师的教学行为为研究对象到以学生的学习行为为研究对象的转变。美国高等教育学会和约翰逊基金总结了有效教学的七个特征：鼓励师生互动、鼓励学生主动学习、注重任务时间、给予及时反馈、尊重不同学生的天赋和学习方式、鼓励学生合作和传达高期望。与教学一样，任何康复获得包括运动康复的目标都是追求高效率、有效果。而且，教育领域的运动康复活动具有一定的教育属性。从这个意义上来说，有效教学理论也是循证运动康复的重要基础。

---

① 宋秋前．有效教学的涵义和特征 [J]. 教育发展研究，2007（1A）：39-42.

② 张亚星，胡咏梅．国外有效教学研究回顾及启示 [J]. 课程・教材・教法，2014，34（12）：109-114.

三、证据及其分级

循证运动康复的核心是科学证据，证据即证明事物真实性的事物，而通过科学方法获得的证据就是科学证据，是循证实践的重要基础。在循证运动康复中，证据的生产、评价和转化应用是最关键的任务。证据的生产即是研究的过程，而证据评价的基础是证据的分级系统。目前，国际上认可度较高的是世界卫生组织于 2004 年推出的 GRADE 标准（Grading of Recommendations Assessment，Development and Evaluation），如表 6–1 所示。这是第一个从用户角度制定的综合性证据分级和推荐强度标准，以易于理解、方便使用为特点。证据质量是指在多大程度上能够确信疗效评估的正确性；推荐强度是指在多大程度上能够确信遵守推荐意见利大于弊，反映一项干预措施是否利大于弊的确定程度。影响证据质量的可能因素包括研究的局限性、结果的一致性、精确度、发表偏倚及混杂因素等。影响推荐强度的可能因素有证据质量、利弊平衡、价值观和意愿、成本等。

表 6–1　GRADE 证据质量与推荐强度

证据质量		推荐强度	
高（A）	未来研究几乎不可能改变现有疗效评估结果的可信度	强（1）	明确显示干预措施利大于弊或弊大于利
中（B）	未来研究可能对现有疗效评估有重要影响，可能改变评价结果的可信度	弱（2）	利弊不确定或无论质量高低的证据均显示利弊相当
低（C）	未来研究很有可能对现有疗效评估有重要影响，改变评估结果可信度的可能性较大		
极低（D）	任何疗效的评估都很不确定		

随机对照试验

随机对照试验（Randomized Controlled Trial，RCT）是一种对健康服务中的某种疗法或药物的效果进行评估的方法，具有最大程度地避免临床试验设计、实施中可能出现的各种偏倚，平衡混杂因素，提高统计学检验的有效性等诸多优点，被公认为是评价干预措施的金标准。其基本方法是，将研究对象随机分组，对不同组实施不同的干预，以对照效果的不同。

1948 年，由英国医学研究会组织实施的验证链霉素治疗肺结核的研究是国际上第一个 RCT。1967 年，施瓦茨（Schwartz）和勒鲁什（Lellouch）提出了临床试验两种截然不同的设计形式：解释性 RCT 和实用性 RCT。Schwartz 等最早对比了这两种试验的性质，指出解释性试验竭力探寻一项治疗效应是否存在，干预是如何起到治疗效果的，对明确有效的机制具有较高价值，但很少能告诉我们结论能否推广到现实环境中或不同人群中。而实用性试验则是在临床实际中的不同治疗方案间进行比较，提供最佳治疗决策。实用性研究更关心在真实条件下治疗病人的效果怎么样，很少洞察为什么能治疗或怎么样治疗。

RCT 有三大原则：随机、对照和盲法。随机是 RCT 研究的大前提，随机使得受试者有相等的机会进入实验组或对照组。对于大部分的 RCT 研究，我们都会设置一个对照组，并且这个对照应该是在主要特征上与干预组有可比性。盲法是指试验人员与被试都不知道被试所属的组别（实验组或对照组），分析者在分析资料时，通常也不知道正在分析的资料属于哪一组。将被试、试验人员、后台分析人员的知晓状况分为单盲实验、双盲实验或三盲实验。盲法的目的是消除参与人员的主观性，保证数据的客观性。

RCT 的统计方法：意向性分析（intention to treat，ITT）。它不剔除任何随机分组分配的受试者，缺失值采用最后一次观察值，对结局资料缺失的，假设该受试者治疗失败。这种分析方法将低估治疗效果，较为保守，但可靠性较好。

第二节　循证运动康复实践

循证实践缩短了证据与实践间的距离。根据循证医学实践模式，我们提出了循证运动康复实践的五个步骤：提出循证问题、搜集现有证据、评估与汇总证据、应用证据与评价效果。

一、提出循证问题

问题只有足够明确、具体，才能指导证据检索。通常采用 PICOS 模式来界定要循证的问题，即人群或病人（population or patients or participants）、干预（intervention）、比较干预或暴露（如果必要的话）（comparison）、临床结局（outcome）及研究设计（study）。提出循证问题时，注意遵循 PICOS 格式，避免问题笼统。例如，“如何对 ASD 儿童进行运动康复”这一问题就过于笼统，是针对 ASD 儿童运动功能障碍的康复还是针对 ASD 儿童的社交障碍和 / 或刻板行为采取运动训练的方式进行康复？若是针对运动功能障碍，是粗大运动还是精细动作？若是针对运动方式，那么具体是什么运动类型、强度、时间、频率等，都需要尽量明确，否则将难以检索证据。

二、搜集现有证据

提出循证问题后，应针对问题中的 PICOS 要素确定恰当的相关检索词及其逻辑关系，综合运用各种数据资源，系统、全面地进行文献检索。检索证据时，应制定明确的检索策略，确定检索词和数据库，以保证检索到国内外现有的最佳证据，并经得起他人的重复和验证。证据检索的一般流程如图 6–1 所示。研究证据不仅包括中英文数据库中的原始研究，也包括对若干原始研究进行汇总后得到的证据资源（如临床实践指南、系统综述、证据概要、最佳实践等）。一般先检索证据资源，再检索原始研究作为证据的补充。

常用数据库：考科蓝图书馆（The Cochrane library），澳大利亚 JBI 循证卫生保健数据库，BMJ Clinical Evidence，The Medical Research Library of Brooklyn，PubMed，Medline，Web of Science，中国生物医学文献库（CBM）、中国知网（CNKI）等。

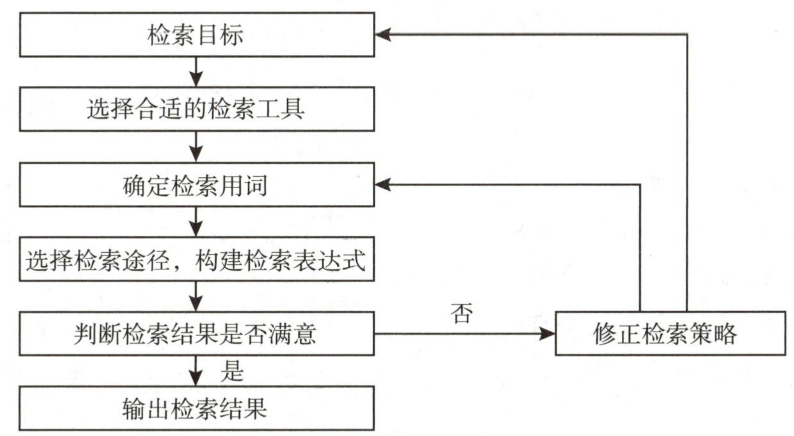

图 6–1 证据检索的一般流程

三、评估与汇总证据

对检索到的文献应按照统一的标准进行评估，包括研究方法的科学性和严谨性、结果推广的可行性和适宜性、结果的临床意义。通过文献评估，筛选出合格的研究，再进行证据的汇总。文献的评估标准常用的有考科蓝国际协作网干预性研究系统综述手册[①]、澳大利亚 JBI 循证卫生保健中心评价者手册及英国牛津大学循证医学中心文献评

① Higgins J P T，Thomas J，Chandler J，et al. Cochrane Handbook for Systematic Reviews of Interventions version 6.2（updated February 2021）[M]. Cochrane， 2021. Available from www.training.cochrane. org/handbook.

估项目提供的文献评估标准，如表 6–2、表 6–3 所示。

研究者应掌握文献评估的标准及其使用方法，并详细阐述由什么资质的人进行文献评估、采用的是哪个文献评估标准，并描述文献评估的结果，避免误将质量偏低的文献纳入，或误将质量高的文献排除。

完成文献评估后，要对纳入的研究文献进行定性或定量的汇总分析。如果各项研究在研究对象、干预措施、结局指标等方面具有同质性，可进行 Meta 分析。Meta 分析也称元分析或荟萃分析，是对若干个具有同质性的研究结果进行定量综合的一种统计分析方法，常采用考科蓝国际协作网提供的 RevMan 软件进行分析。如果同类研究之间因存在异质性而不能进行 Meta 分析，可进行定性总结和描述。

表 6–2　英国牛津大学循证医学中心对随机对照试验的评估标准

评估项目		评估结果		
1	是否采用了随机分组方法	是	否	不清楚
2	各组的基线特征是否具有可比性	是	否	不清楚
3	除了要验证的干预措施外，各组接受的其他治疗和护理措施是否相同	是	否	不清楚
4	是否对研究对象及结果测评者采取了盲法	是	否	不清楚
5	是否将所有入选的研究对象均纳入结果分析中	是	否	不清楚

表 6–3　英国牛津大学循证医学中心对系统综述的评估标准

评估项目		评估结果		
1	是否清晰地提出了循证问题	是	否	不清楚
2	是否未遗漏与该问题相关的重要研究	是	否	不清楚
3	用于选择文献的纳入标准是否恰当	是	否	不清楚
4	是否对纳入研究进行了真实性评价	是	否	不清楚
5	各单项研究的结果是否相似	是	否	不清楚

四、应用证据

获得现有最佳证据后，运动康复人员应考虑证据中研究对象人口社会学特征及临床特征是否与所要康复的患者相符，证据应用所需的设施、技术、人力、经济文化等因素是否适用于当前情境，证据对功能障碍的改善效果及副作用，从而判断该证据是否适用于当前情境及所实施的对象。同时，运动康复人员应将目前的最佳证据告知患儿及其家属，结合他们的需求和意愿，做出适于该患儿的最佳实践策略，将证据应用于患儿运动康复之中。

五、评估效果

应用证据之后，运动康复人员应进行动态监测，评价证据应用后对患儿、康复过程等的效果和影响，并评价证据应用的过程及其应用过程中的影响因素。

例如，诺瓦克（Novak）和霍南（Honan）对残疾儿童作业治疗的效果进行了系统综述，研究后认为作业治疗师应参照作业治疗实践模式、ICF 理论，开展以活动为基础的“自上而下”的作业治疗、以家庭为中心的作业治疗，与父母合作，及时了解家长对疾病的认识、对作业治疗方法的掌握程度，加强家长教育，以提高家庭干预的有效性。① “自上而下”的实践模式首先着眼于儿童作业能力，以活动为基础开展作业评定与治疗。作业能力是作业治疗的根本目标，是指人从事某作业活动时的表现，作业活动范围包括日常生活活动、工作及生产活动（儿童多体现在学业活动）、游戏休闲活动。作业技能是作业活动的基本组成部分，包含感觉运动、认知技能、社会心理 3 个要素。同时，认为以往关于神经发育疗法或 Bobath 疗法和感觉统合训练的研究证据等级还较低，治疗效果还不确定，需要今后进一步加强循证研究。② 这也为我们今后治疗、教育等的实践科学性及研究课题提供了很好的方向。

【本章思考题】

（1）为什么儿童运动康复需要循证理念？

（2）为什么要对证据进行分级？

（3）请举例说明循证运动康复的五个步骤。

① 孙瑞雪，徐磊，陈怡静，等．残疾儿童作业治疗有效性的系统评价（2019）解读 [J]．中华实用儿科临床杂志，2021，36（2）：81-88.

② Novak I，Honan I. Effectiveness of paediatric occupational therapy for children with disabilities: A systematic review[J]. Australian Occupational Therapy Journal，2019（66）：258-273.

附　录

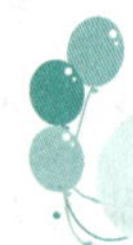

附录 1　0 ～ 6 岁儿童发育行为评估量表

项目	1 月龄	2 月龄	3 月龄
大运动	□ 1 抬肩坐起头竖直片刻	□ 11 拉腕坐起头竖直短时	□ 21 抱直头稳
	□ 2 俯卧头部翘动	□ 12 俯卧头抬离床面	□ 22 俯卧抬头 45°
精细动作	□ 3 触碰手掌紧握拳	□ 13 花铃棒留握片刻	□ 23 花铃棒留握 30s
	□ 4 手的自然状态	□ 14 拇指轻叩可分开 *	□ 24 两手搭在一起
适应能力	□ 5 看黑白靶 *	□ 15 即刻注意大玩具	□ 25 即刻注意胸前玩具
	□ 6 眼跟红球过中线	□ 16 眼跟红球上下移动 *	□ 26 眼跟红球 180°
语言	□ 7 自发细小喉音 ^{R}	□ 17 发 a、o、e 等母音 ^{R}	□ 27 笑出声 ^{R}
	□ 8 听声音有反应 *	□ 18 听声音有复杂反应	
社会行为	□ 9 对发声的人有注视	□ 19 自发微笑 ^{R}	□ 28 见人会笑
	□ 10 眼跟踪走动的人	□ 20 逗引时有反应	□ 29 灵敏模样

项目	4 月龄	5 月龄	6 月龄
大运动	□ 30 扶腋可站片刻	□ 40 轻拉腕部即坐起	□ 49 仰卧翻身 ^{R}
	□ 31 俯卧抬头 90°	□ 41 独坐头身前倾	□ 50 会拍桌子
精细动作	□ 32 摇动并注视花铃棒	□ 42 抓住近处玩具	□ 51 会撕揉纸张
	□ 33 试图抓物	□ 43 玩手	□ 52 耙弄到桌上一积木
适应能力	□ 34 目光对视 *	□ 44 注意小丸	□ 53 两手拿住积木
	□ 35 高声叫 ^{R}	□ 45 拿住一积木注视另一积木	□ 54 寻找失落的玩具
语言	□ 36 伊语作声 ^{R}	□ 46 对人及物发声 ^{R}	□ 55 叫名字转头
	□ 37 找到声源		□ 56 理解手势
社会行为	□ 38 注视镜中人像	□ 47 对镜有游戏反应	□ 57 自喂食物 ^{R}
	□ 39 认亲人 ^{R}	□ 48 见食物兴奋 ^{R}	□ 58 会躲猫猫

续表

项目	7 月龄	8 月龄	9 月龄
大运动	□ 59 悬垂落地姿势 *	□ 68 双手扶物可站立	□ 77 拉双手会走
	□ 60 独坐直	□ 69 独坐自如	□ 78 会爬
精细动作	□ 61 耙弄到小丸	□ 70 拇他指捏小丸	□ 79 拇食指捏小丸
	□ 62 自取一积木，再取另一块	□ 71 试图取第三块积木	□ 80 从杯中取出积木
适应能力	□ 63 积木换手	□ 72 有意识地摇铃	□ 81 积木对敲
	□ 64 伸手够远处玩具	□ 73 持续用手追逐玩具	□ 82 拨弄铃舌
语言	□ 65 发 da-da、ma-ma 等无所指[R]	□ 74 模仿声音[R]	□ 83 会欢迎[R]
		□ 75 可用动作手势表达（2/3）[R]	□ 84 会再见[R]
社会行为	□ 66 抱脚玩	□ 76 懂得成人面部表情	□ 85 表示不要[R]
	□ 67 能认生人[R]		

项目	10 月龄	11 月龄	12 月龄
大运动	□ 86 保护性支撑 *	□ 94 独站片刻	□ 103 独站稳
	□ 87 自己坐起	□ 95 扶物下蹲取物	□ 104 牵一手可走
精细动作	□ 88 拇食指动作熟练	□ 96 积木放入杯中	□ 105 全掌握笔留笔道
			□ 106 试把小丸投小瓶
适应能力	□ 89 拿掉扣积木杯玩积木	□ 97 打开包积木的方巾	□ 107 盖瓶盖
	□ 90 寻找盒内东西	□ 98 模仿拍娃娃	
语言	□ 91 模仿发语声[R]	□ 99 有意识地发一个字音[R]	□ 108 叫爸爸妈妈有所指[R]
		□ 100 懂得“不”[R]	□ 109 向他 / 她要东西知道给
社会行为	□ 92 懂得常见物及人名称	□ 101 会从杯中喝水[R]	□ 110 穿衣知配合[R]
	□ 93 按指令取东西	□ 102 会摘帽子	□ 111 共同注意[R]

项目	15 月龄	18 月龄	21 月龄
大运动	□ 112 独走自如	□ 120 扔球无方向	□ 128 脚尖走[R]
			□ 129 扶楼梯上楼
精细动作	□ 113 自发乱画	□ 121 模仿画道道	□ 130 水晶线穿扣眼
	□ 114 从瓶中拿到小丸		□ 131 模仿拉拉锁
适应能力	□ 115 翻书两次	□ 122 积木搭高四块	□ 132 积木搭高 7 ～ 8 块
	□ 116 盖上圆盒	□ 123 正放圆积木入型板	□ 133 知道红色
语言	□ 117 会指眼耳鼻口手	□ 124 懂得三个投向	□ 134 回答简单问题
	□ 118 说 3 ～ 5 个字[R]	□ 125 说十个字词[R]	□ 135 说 3 ～ 5 个字的句子[R]
社会行为	□ 119 会脱袜子[R]	□ 126 白天能控制大小便[R]	□ 136 能表示个人需要[R]
		□ 127 会用匙[R]	□ 137 想象性游戏[R]

续表

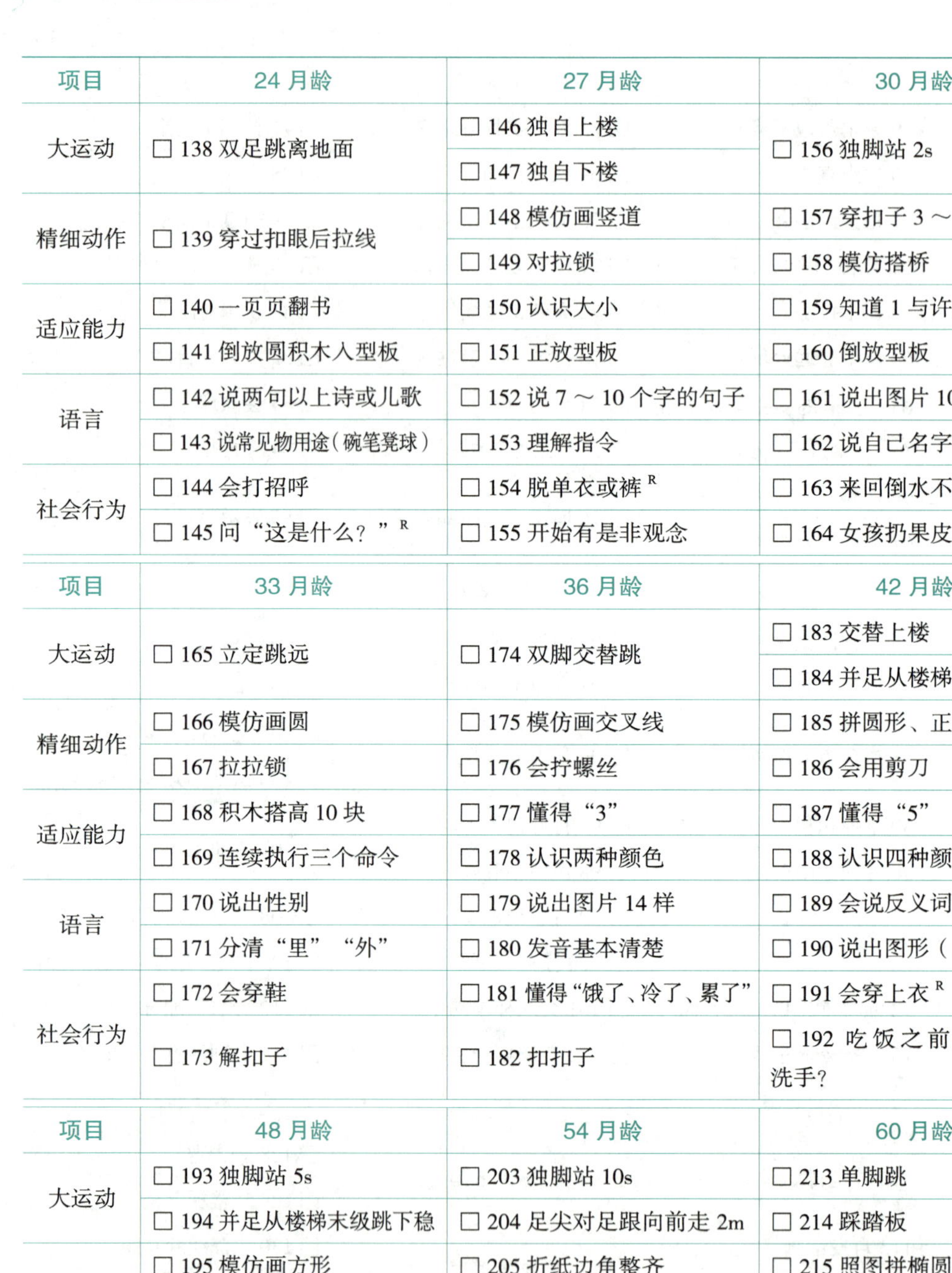

项目	24 月龄	27 月龄	30 月龄
大运动	□ 138 双足跳离地面	□ 146 独自上楼 □ 147 独自下楼	□ 156 独脚站 2s
精细动作	□ 139 穿过扣眼后拉线	□ 148 模仿画竖道 □ 149 对拉锁	□ 157 穿扣子 3～5 个 □ 158 模仿搭桥
适应能力	□ 140 一页页翻书 □ 141 倒放圆积木入型板	□ 150 认识大小 □ 151 正放型板	□ 159 知道 1 与许多 □ 160 倒放型板
语言	□ 142 说两句以上诗或儿歌 □ 143 说常见物用途（碗笔凳球）	□ 152 说 7～10 个字的句子 □ 153 理解指令	□ 161 说出图片 10 样 □ 162 说自己名字
社会行为	□ 144 会打招呼 □ 145 问“这是什么？”[R]	□ 154 脱单衣或裤[R] □ 155 开始有是非观念	□ 163 来回倒水不洒 □ 164 女孩扔果皮

项目	33 月龄	36 月龄	42 月龄
大运动	□ 165 立定跳远	□ 174 双脚交替跳	□ 183 交替上楼 □ 184 并足从楼梯末级跳下
精细动作	□ 166 模仿画圆 □ 167 拉拉锁	□ 175 模仿画交叉线 □ 176 会拧螺丝	□ 185 拼圆形、正方形 □ 186 会用剪刀
适应能力	□ 168 积木搭高 10 块 □ 169 连续执行三个命令	□ 177 懂得“3” □ 178 认识两种颜色	□ 187 懂得“5” □ 188 认识四种颜色
语言	□ 170 说出性别 □ 171 分清“里”“外”	□ 179 说出图片 14 样 □ 180 发音基本清楚	□ 189 会说反义词 □ 190 说出图形（△○□）
社会行为	□ 172 会穿鞋 □ 173 解扣子	□ 181 懂得“饿了、冷了、累了” □ 182 扣扣子	□ 191 会穿上衣[R] □ 192 吃饭之前为什么要洗手？

项目	48 月龄	54 月龄	60 月龄
大运动	□ 193 独脚站 5s □ 194 并足从楼梯末级跳下稳	□ 203 独脚站 10s □ 204 足尖对足跟向前走 2m	□ 213 单脚跳 □ 214 踩踏板
精细动作	□ 195 模仿画方形 □ 196 照图组装螺丝	□ 205 折纸边角整齐 □ 206 筷子夹花生米	□ 215 照图拼椭圆形 □ 216 试剪圆形
适应能力	□ 197 找不同（3 个） □ 198 图画补缺（3/6）	□ 207 类同 □ 208 图画补缺（4/6）	□ 217 找不同（5 个） □ 218 图画补缺（5/6）
语言	□ 199 模仿说复合句 □ 200 锅、手机、眼睛的用途	□ 209 会漱口 □ 210 会认识数字	□ 219 你姓什么？ □ 220 说出两种圆形的东西
社会行为	□ 201 会做集体游戏[R] □ 202 分辨男女厕所	□ 211 懂得上午、下午 □ 212 数手指	□ 221 你家住哪里？

续表

项目	66 月龄	72 月龄
大运动	□ 222 接球	□ 232 抱肘连续跳
	□ 223 足尖对足跟向后走 2 m	□ 233 拍球（2 个）
精细动作	□ 224 会写自己的名字	□ 234 拼长方形
	□ 225 剪平滑圆形	□ 235 临摹组合图形
适应能力	□ 226 树间站人	□ 236 找不同（7 个）
	□ 227 十字切苹果	□ 237 知道左右
语言	□ 228 知道自己属相	□ 238 描述图画内容
	□ 229 倒数数字	□ 239 上班、窗、苹果、香蕉（2/3）
社会行为	□ 230 为什么要走人行横道?	□ 240 一年有哪四个季节?
	□ 231 鸡在水中游	□ 241 认识标识

项目	78 月龄	84 月龄
大运动	□ 242 踢带绳的球	□ 252 连续踢带绳的球
	□ 243 拍球（5 个）	□ 253 交替踩踏板
精细动作	□ 244 临摹六边形	□ 254 学翻绳
	□ 245 试打活结	□ 255 打活结
适应能力	□ 246 图形类比	□ 256 数字类比
	□ 247 面粉的用途	□ 257 什么动物没有脚?
语言	□ 248 归纳图画主题	□ 258 为什么要进行预防接种?
	□ 249 认识钟表	□ 259 毛衣、裤、鞋共同点
社会行为	□ 250 懂得星期几	□ 260 紧急电话
	□ 251 雨中看书	□ 261 猫头鹰抓老鼠

注 1：标注 ^{R} 的测查项目表示该项目的表现可以通过询问家长获得；标注 * 的测查项目表示该项目如果未通过需要引起注意。

注 2：测查床规格：长 140 cm，宽 77cm，高 143 cm，栏高 63 cm；测查用桌子规格：长 120 cm，宽 60 cm，高 75 cm，桌面颜色深绿。

注 3：测查用楼梯规格：上平台：由两梯相对合成的平台，长 50 cm × 宽 60 cm × 高 50 cm（距地面高度）。底座全梯：长 150 cm（单梯底座长 75 cm）。每一个阶梯面：长 60 cm × 宽 25 cm × 高 17 cm，共 3 阶梯。单侧扶栏：长 90 cm，直径 2.5 cm，从梯面计算扶栏高 40 cm，直径 2.5 cm。

附录 2　粗大运动功能测试量表（88 项）

能区与体位		运动功能
A	仰卧位	1. 头正中四肢保持对称
		2. 双手纠正到正中位，手指相接触
		3. 抬头 45°
		4. 右髋　膝关节正常范围内屈曲
		5. 左髋　膝关节正常范围内屈曲
		6. 右上肢过中线抓玩具
		7. 左上肢过中线抓玩具
		8. 向右翻身成俯卧位
		9. 向左翻身成俯卧位
	俯卧位	10. 竖直抬头
		11. 肘支撑头抬高　肘伸展　胸部离开床面
		12. 右肘支撑躯体　朝前完全伸左手
		13. 左肘支撑躯体　朝前完全伸右手
		14. 向右翻身成仰卧位
		15. 向右翻身成仰卧位
		16. 使用四肢向右旋转 90°
		17. 使用四肢向左旋转 90°
B	坐位	18. 仰卧位，拉患儿呈坐位，头部控制好
		19. 仰卧位　向右侧翻身，坐起
		20. 仰卧位　向左侧翻身，坐起
		21. 坐于垫子上　检查者支撑胸部头部直立 3 s
		22. 坐于垫子上　检查者支撑胸部头部直立 10 s
		23. 用上肢支撑坐于垫子上，保持 5 s
		24. 没有上肢支撑保持坐位 3 s
		25. 身体前倾触摸玩具，没有上肢支持返回直立坐位
		26. 触摸右后方 45° 放置的玩具，返回开始姿势
		27. 触摸左后方 45° 放置的玩具，返回开始姿势
		28. 右侧横坐　没有上肢支持保持 5 s

续表

能区与体位		运动功能
B	坐位	29. 左侧横做　没有上肢支持保持 5 s
		30. 坐于垫子上　有控制的降低身体成俯卧位
		31. 坐位身体向右侧旋转成四点支撑位
		32. 足向前坐于垫子上，身体向左侧旋转成四点支撑位
		33. 坐于垫子上　不使用上肢帮助旋转 90°
		34. 坐椅凳上　上肢及双足不支持保持 10 s
		35. 站立位　落坐小凳子上
		36. 从地面　落坐小凳子上
		37. 从地面　落坐大椅子上
C	爬与跪	38. 俯卧位　向前方腹爬 1.8 m
		39. 四点支撑位　用手与膝支撑身体 10 s
		40. 四点位　不用上肢支撑成坐位
		41. 俯卧位　成四点位　手和膝承重
		42. 四点位　右上肢向前伸出　手的位置高于肩部
		43. 四点位　左上肢向前伸出　手的位置高于肩部
		44. 四点位　向前四点爬或蛙跳 1.8 m
		45. 四点位　向前交替性四点爬 1.8 m
		46. 四点位　用手和膝四点爬上四级台阶
		47. 四点位　用手和膝退着爬下四级台阶
		48. 坐垫子上　上肢帮助成跪立位后不用上肢保持 10 s
		49. 跪立位　上肢帮助右跪立位后无上肢支撑保持 10 s
		50. 跪立位　上肢帮助左膝立位后无上肢支撑保持 10 s
		51. 跪立位　不用上肢支撑向前跪走 10 步
D	站立	52. 地面　抓着大凳子拉自己站起
		53. 站立　不用上肢支持保持 3 s
		54. 站立　单手抓椅子　右脚抬起　保持 3 s
		55. 站立　单手抓椅子　左脚抬起　保持 3 s
		56. 站立　不用上肢支持保持 20 s
		57. 站立　左脚抬起　不用上肢支持保持 10 s
		58. 站立　右脚抬起　不用上肢支持保持 10 s
		59. 坐在小凳子上　不用上肢帮助站起
		60. 跪立位　从右侧半跪位站起　不用上肢
		61. 跪立位　从左侧半跪位站起　不用上肢
		62. 站立位　有控制的降低身体坐到地面上无上肢帮助
		63. 站立位　成蹲位　无上肢帮助
		64. 站立位　无上肢帮助从地面取物返回成站立位

续表

能区与体位		运动功能
E	走跑跳	65. 站立　两手扶大长凳　向右侧横走 5 步
		66. 站立　两手扶大长凳　向左侧横走 5 步
		67. 站立　牵两手向前走 10 步
		68. 站立　牵单手向前走 10 步
		69. 站立　向前走 10 步
		70. 站立　向前走 10 步　停止　转 180°　返回
		71. 站立　后退 10 步
		72. 站立　两手提大物向前走 10 步
		73. 站立　在 20 cm 间隔的平行线之间向前走 10 步
		74. 站立　在 2 cm 宽的直线上向前走 10 步
		75. 站立　右足领先跨越膝盖高度的木棒
		76. 站立　左足领先跨越膝盖高度的木棒
		77. 站立　跑 4.5 m　停止　返回
		78. 站立　右脚踢球
		79. 站立　左脚踢球
		80. 站立　两脚同时跳高 30 cm
		81. 站立　两脚同时跳远 30 cm
		82. 右足站立　60 cm 直径的圆内　右侧单足跳 10 次
		83. 左足站立　60 cm 直径的圆内　左侧单足跳 10 次
		84. 扶一侧栏杆站立　抓扶手上四级台阶　交替性出足
		85. 扶一侧栏杆站立　抓扶手下四级台阶　交替性出足
		86. 站立　上四级台阶　交替出足
		87. 站立　下四级台阶　交替出足
		88. 站在 15 cm 高的台阶　两足同时跳下

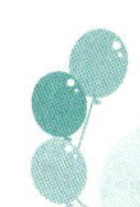

附录3 儿童感觉统合能力发展评估量表

根据儿童的实际情况从“总是如此”等5个选项中选择一个并画圈。题中若包括多项，只要有一项符合就算。		从不这样	很少这样	有时候	常常如此	总是如此
前庭功能						
1	特别爱玩旋转的凳椅或游乐设施，而不会晕	5	4	3	2	1
2	喜欢旋转或绕圈子跑，而不晕不累	5	4	3	2	1
3	虽看到了，仍常碰撞桌椅、旁人、柱子、门墙	5	4	3	2	1
4	行动、吃饭、敲鼓、画画时双手协调不良，常忘了另一边	5	4	3	2	1
5	手脚笨拙，容易跌倒，拉他时仍显得笨重	5	4	3	2	1
6	俯卧地板和床上时头、颈、胸无法抬高	5	4	3	2	1
7	爬上爬下，跑进跑出，不听劝阻	5	4	3	2	1
8	不安地乱动，东摸西扯，不听劝阻，处罚无效	5	4	3	2	1
9	喜欢惹人，捣蛋，恶作剧	5	4	3	2	1
10	经常自言自语，重复别人的话，并且喜欢背诵广告语言	5	4	3	2	1
11	表面左撇子，其实左右手都用，而且无固定使用哪支手	5	4	3	2	1
12	分不清左右方向，鞋子衣服常常穿反	5	4	3	2	1
13	对陌生地方的电梯或楼梯不敢坐或动作缓慢	5	4	3	2	1
14	组织力不佳，经常弄乱东西，不喜欢整理自己的环境	5	4	3	2	1
触觉防御						
15	对亲人特别暴躁，强词夺理，到陌生环境则害怕	5	4	3	2	1
16	害怕到新场合，常常不久便要求离开	5	4	3	2	1
17	偏食，挑食，不吃青菜或软皮	5	4	3	2	1
18	害羞，不安，喜欢孤独，不爱和别人玩	5	4	3	2	1
19	容易黏妈妈或固定某个人，不喜欢陌生环境，喜欢被搂抱	5	4	3	2	1
20	看电视或听故事容易大受感动、大叫或大笑，害怕恐怖镜头	5	4	3	2	1
21	严重怕黑，不喜欢在空屋，到处要人陪	5	4	3	2	1

续表

根据儿童的实际情况从“总是如此”等 5 个选项中选择一个并画圈。题中若包括多项，只要有一项符合就算。		从不这样	很少这样	有时候	常常如此	总是如此
22	早上懒床，晚上睡不着，上学前常拒绝到学校，放学后又不想回家	5	4	3	2	1
23	容易生小病，生病后便不想上学，常常没有原因拒绝上学	5	4	3	2	1
24	常吸吮手指或咬指甲，不喜欢别人帮忙剪指甲	5	4	3	2	1
25	换床睡不着，不能换被或睡衣，出外常担心睡眠问题	5	4	3	2	1
26	独占性强，别人碰他的东西常会无缘无故发脾气	5	4	3	2	1
27	不喜欢和别人谈天，不喜欢和别人玩碰触游戏，视洗脸和洗澡为痛苦	5	4	3	2	1
28	过分保护自己的东西，尤其讨厌别人由后面接近他	5	4	3	2	1
29	怕玩沙土、水，有洁僻倾向	5	4	3	2	1
30	不喜欢直接视觉接触，常必须用手来表达其需要	5	4	3	2	1
31	对危险和疼痛反应迟钝或反应过于激烈	5	4	3	2	1
32	听而不见，过分安静，表情冷漠又无故嘻笑	5	4	3	2	1
33	过分安静或坚持奇怪玩法	5	4	3	2	1
34	喜欢咬人，并且常咬固定的友伴，并无故碰坏东西	5	4	3	2	1
35	内向，软弱，爱哭又常会触摸生殖器官	5	4	3	2	1
本体感						
36	穿脱衣裤、拉链、系鞋带等动作缓慢、笨拙	5	4	3	2	1
37	顽固，偏执，不合群，孤僻	5	4	3	2	1
38	吃饭时常掉饭粒，口水控制不住	5	4	3	2	1
39	语言不清，发音不佳，语言能力发展缓慢	5	4	3	2	1
40	懒惰，行动慢，做事没有效率	5	4	3	2	1
41	不喜欢翻跟头、打滚、爬高	5	4	3	2	1
42	上幼儿园仍不会洗手、擦脸、剪纸及自己擦屁股	5	4	3	2	1
43	上幼儿园（大、中班）仍无法用筷子，不会拿笔、攀爬或荡秋千	5	4	3	2	1
44	对小伤特别敏感，依赖他人过度照料	5	4	3	2	1
45	不善于玩积木、组合东西、排球、投球	5	4	3	2	1
46	怕爬高，拒走平衡木	5	4	3	2	1
47	到新的陌生环境很容易迷失方向	5	4	3	2	1
学习能力（6 岁以上填）（略）、大龄儿童（10 岁以上填）（略）						

原始分与标准分的换算表（6 岁及以下）

标准分	4 岁组原始分			6 岁组原始分		
	前庭觉	触觉	本体觉	前庭觉	触觉	本体觉
10	27	45	26	31	50	26
15	31	49	29	35	55	30
20	33	54	32	38	60	33
25	36	59	34	41	65	36
30	39	64	37	44	70	39
35	43	69	41	48	75	43
40	46	73	43	51	80	46
45	49	78	46	55	85	49
50	52	81	49	58	90	52

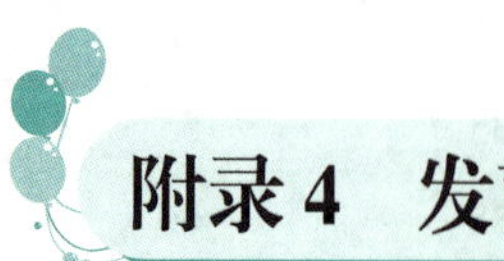

附录 4　发育性协调障碍问卷（DCDQ-R）

序号	条　　目	一点也不符合	有点符合	中等程度符合	相当符合	最符合
1	和同龄的孩子比，你的孩子可以准确地抛球	□	□	□	□	□
2	你的孩子跟其他同年龄孩子相比，可以接住 1.8 ～ 2.4 m 左右距离丢过来的小球（比如网球）	□	□	□	□	□
3	你的孩子同其他同年龄层孩子一样，可以用板子或球拍击中一个朝他靠近的球	□	□	□	□	□
4	你的孩子可以轻易地跳过公园里或游戏环境中遇到的障碍物	□	□	□	□	□
5	你的孩子跑起来轻松且平顺，并且可以在想停下来时就停下来	□	□	□	□	□
6	你的孩子会写可辨识、精确与正确的文字或数字	□	□	□	□	□
7	如果你的孩子准备做一个活动，他知道如何安排他的肢体按照计划做且有效率地完成活动目标（例如以纸板或软垫建一座城堡、使用游戏场所中的设备游玩、以积木建造一间房子或一座建筑物，或是使用手工艺材料）	□	□	□	□	□
8	你的孩子在课堂中写字的速度可以跟得上班级上同学的速度	□	□	□	□	□
9	你的孩子写字时用力是适当的（握笔时不会握得太用力或太紧，写字时不会写得太重、太黑或者太轻）	□	□	□	□	□
10	你的孩子和其他同年龄层的孩子比较，他一样能够正确剪下杂志中的图片	□	□	□	□	□
11	你的孩子对那些需要较好动作技能的运动或者游戏感兴趣，并且喜欢参与	□	□	□	□	□
12	你的孩子学习新的动作比较容易，相对其他儿童，她 / 他不要更多的练习时间就能完成	□	□	□	□	□
13	你的孩子整理仪容、穿鞋、系鞋带及穿衣等动作的速度缓慢且不熟练	□	□	□	□	□
14	你的孩子似乎很笨拙，以至于经常在较小房间内弄坏东西	□	□	□	□	□
15	你的孩子若需要较长时间坐在椅子上时，会容易呈现疲劳、弯腰驼背或快要从椅子上掉下来的样子	□	□	□	□	□

参考文献

[1] Aida G, Tsovinar H, Varduhi P. Risk factors for developing myopia among schoolchildren in Yerevan and Gegharkunik province, Armenia[J]. Ophthalmic Epidemiol, 2017, 24(2): 97-103.

[2] American Occupational Therapy Association. Occupational therapy practice framework: domain and process[J]. American Journal of Occupational Therapy, 2014, 68: S1-S48.

[3] Benzing V, Schmidt M. Cognitively and physically demanding exergaming to improve executive functions of children with attention deficit hyperactivity disorder: a randomised clinical trial[J]. BMC Pediatrics, 2017, 17(1): 8.

[4] Blank R, Barnett A L, Cairney J, et al. International clinical practice recommendations on the definition, diagnosis, assessment, intervention, and psychosocial aspects of developmental coordination disorder[J]. Developmental Medicine & Child Neurology, 2019, 613(3): 1-34.

[5] Block M E. A Teacher's Guide to Including Students with Disabilities in General Physical Education[M]. 3rd. Baltimore, Maryland: Paul H Brookes Publishing Company, 2007 年 .

[6] CDC. Autism Statistics and Facts. 2023 年 12 月 26 日引用 . https://www.autismspeaks.org/autism-statistics-asd

[7] Chow S M, et al. The movement ABC: a cross-cultural comparison of preschool children from Hong Kong, Taiwan, and the USA[J]. Adapted Physical Activity Quarterly, 2006, 23(1): 31-48

[8] Cochrane A L. Effectiveness and Efficiency: Random Reflections on Health Services[M]. London: Nuffield Provincial Hospitals Trust, 1972.

[9] Dallmeijer A J, Brehm M A. Physical strain of comfortable walking in children with mild cerebral palsy[J]. Disability & Rehabilitation, 2014, 33(15-16): 1351-1357.

[10] Diamond K E , Hong S Y .Young Children's Decisions to Include Peers With Physical Disabilities in Play[J]. Journal of Early Intervention, 2010, 32(3):163-177.

[11] Evidence-based Medicine Working Group. Evidence based medicine: the new approach to teaching the practice of medicine[J]. JAMA, 1992, 268(17): 2420-2425.

[12] Fan X, Cao Z B. Physical activity among Chinese school-aged children: national prevalence estimates from the 2016 Physical Activity and Fitness in China-The Youth Study[J]. J Sport Health Sci, 2017, 6(4): 388-394.

[13] Ferguson G D, et al. The efficacy of two task-orientated interventions for children with Developmental Coordination Disorder: Neuromotor Task Training and Nintendo Wii Fit Training [J]. Research in Developmental Disabilities, 2013, 34(9): 2449-2461.

[14] Folio M R, Fewell R R. Peabody运动发育量表[M]. 2版. 北京: 北京大学医学出版社, 2005: 5-7.

[15] Harrington J W, Nguyen V Q, Paulson J F, et al. Identifying the tipping point' age for overweight pediatric patients[J]. Clin Pediatr (Phila), 2010, 49(7): 638-643.

[16] Higgins J P T, Thomas J, Chandler J, et al. Cochrane Handbook for Systematic Reviews of Interventions version 6.2(updated February 2021)[M]. Cochrane, 2021. Available from www.training.cochrane. org/handbook.

[17] Holden B A, Fricke T R, Wilson D A, et al. Global Prevalence of Myopia and High Myopia and Temporal Trends from 2000 through 2050[J]. Ophthalmology, 2016, 123(5): 1036-1042.

[18] Hollenweger J. Development of an ICF-based eligibility procedure for education in Switzerland[J]. BMC Public Health, 2011, 11: 1-8.

[19] Horak F B. Assumptions under lying motor control for neurologic rehabilitation[A]. In:Lister M J. Contemporary Management of Motor Control Problems: Proceedings of 2nd STEP Conference[C]. Alexandria, VA: Foundation for Physical Therapy, 1991.

[20] Ip J M, Huynh S C, Robaei D, et al. Ethnic differences in the impact of parental myopia: findings from a population-based study of 12-year-old Australian children[J]. Investigative Ophthalmology & Visual Science, 2007, 48(6): 2520-2528.

[21] Kisner C, Colby L A, Borstad J. Therapeutic Exercise: Foundations and Techniques[M]. 7th ed. Philadelphia: F.A. Davis Company, 2018.

[22] Mandich A D, Polatajko H J, Macnab J J, et al. Treatment of children with Developmental Coordination Disorder: what is the evidence?[J]. Physical & Occupational Therapy in Pediatrics, 2001, 20(2-3): 51.

[23] Miller L J. Miller Function and Participation Scale[M]. San Antonio: Pearson, 2006.

[24] Missiuna C, et al. Description of children identified by physicians as having developmental coordination disorder[J]. Dev Med Child Neurol, 2008, 50(11): 839-844.

[25] Novak I, Honan I. Effectiveness of paediatric occupational therapy for children with disabilities: a systematic review[J]. Australian Occupational Therapy Journal, 2019(66): 258-273.

[26] Novak I, Morgan C, Adde L, et al. Early, accurate diagnosis and early intervention in cerebral palsy: advances in diagnosis and treatment. JAMA Pediatr, 2017, 171(9): 897-907.

[27] Pearsall-Jones J G, et al. Motor disorder and anxious and depressive symptomatology: a monozygotic co-twin control approach[J]. Res Dev Disabil, 2011, 32(4): 1245-1252;

[28] PETRYŃSKI W. The motor learning process in humans: down and up[J]. Turkish Journal of Sport & Exercise, 2010, 12(3): 170-175.

[29] Pountney T. Physiotherapy for Children[M]. Oxford: Butterworth-Heinemann, 2007.

[30] Rose K A, Morgan I G, Smith W, et al. Myopia, lifestyle, and schooling in students of Chinese ethnicity in Singapore and Sydney[J]. Arch Ophthalmol, 2008b, 126(4):527-530.

[31] Rosenbaum P, Gorter J W. The "F-words"in childhood disability: I swear this is how we should think[J]. Child: Care, Health and Development, 2012, 38(4): 457-463.

[32] Varni J W, Seid M, Kurtin P S. PedsQL 4.0: reliability and validity of the Pediatric Quality of Life Inventory version 4.0 generic core scales in healthy and patient populations[J]. Medical Care, 2001, 39(8): 800-812.

[33] WHO. WHO Child Growth Standards: length/height-for-age, weight-for-age, weight-for-length, weight-for-height and body mass index-for-age. Methods and Development[EB/OL]. http://www.who.Int/child/growth/standards/technical report/en /index.html.

[34] World Health Organization. Access to Rehabilitation in Primary Health Care: An Ongoing Challenge[M]. Geneva: WHO, 2018.

[35] World Health Organization. Global Action Plan on Physical Activity 2018-2030: More Active People for a Healthier World[M]. Geneva: WHO, 2018.

[36] World Health Organization. How to Use the ICF: A Practical Manual for Using the International Classification of Functioning, Disability and Health(ICF)[M]. Geneva: WHO, 2013: 97.

[37] 陈军，闫洁，康玉江，等. 学前特殊儿童运动康复课程实践研究 [J]. 现代特殊教育，2017，1：40.

[38] 陈秀洁. 儿童运动障碍和精神障碍的诊断与治疗 [M]. 2 版. 北京：人民卫生出版社，2017.

[39] 陈艳娟，董尚胜，符仁顺. 情景式运动训练对运动发育迟缓儿童的治疗效果研究 [J]. 中国儿童保健杂志，2017，26（1）：81–83.

[40] 邓明昱，劳世艳. 孤独症谱系障碍的临床研究新进展（DSM–5 新标准）[J]. 中国健康心理学杂志，2016，24（4）：481.

[41] 董鹏，程传银. 陈鹤琴培智体育教育思想研究 [J]. 武汉体育学院学报，2020，3（54）：77.

[42] 段云峰，吴晓丽，金锋. 孤独症的病因和治疗方法研究进展 [J]. 中国科学杂志，2015，45（9）：820–844.

[43] 冯燕青，侯晓晖，武月丹. 发育迟缓儿童运动康复个案分析——以 Halliwick 技术为例 [J]. 现代特殊教育，2016（19）：74–75.

[44] 韩玉亭，皮悦明，王庭照. 近十年国际智力障碍的研究力量与知识基础 [J]. 海南师范大学学报（社会科学版），2020，1（33）：96.

[45] 郝传萍，翟海燕，郑尉．北京市培智学校体育教学现状调查研究 [J]．中国特殊教育，2012（7）：36–41，79.

[46] 黄敏．运动发育迟缓幼儿的早期融合教育 [J]．幼教博览，2014（6）：18–21.

[47] 黄晓琳，敖丽娟．人体运动学 [M]．3 版．北京：人民卫生出版社，2018.

[48] 黄晓琳，燕铁斌．康复医学 [M]．北京：人民卫生出版社，2017：15.

[49] 纪树荣．运动疗法技术学 [M]．2 版．北京：华夏出版社，2018.

[50] 蒋竞雄．儿童期单纯肥胖症的干预 [J]．中国儿童保健杂志，2007（3）：219–220.

[51] 教育部．第二期特殊教育提升计划（2017–2020 年）[EB/OL]. http://www.moe.gov.cn/srcsite/A06/s3331/201707/t20170720_309687.html

[52] 雷江华．融合教育导论 [M]．2 版．北京：北京大学出版社，2018.

[53] 李良，徐建方，路瑛丽，等．户外活动和体育锻炼防控儿童青少年近视的研究进展 [J]．中国体育科技，2019（4）：3–13.

[54] 李沛立．融合式适应体育教学法 [M]．南京：南京大学出版社，2017.

[55] 李倩雯，唐建荣．新加坡自闭症特殊学校课程设置研究——以新光学校为例 [J]．教育观察，2020，1（9）：96.

[56] 李晓捷，姜志梅．特殊儿童作业治疗 [M]．南京：南京师范大学出版社，2019.

[57] 李晓捷．儿童康复学 [M]．北京：人民卫生出版社，2018：160.

[58] 李晓捷．实用儿童康复医学 [M]．2 版．北京：人民卫生出版社，2018.

[59] 李欣，等．港澳台地区学校适应性体育教育发展状况及启示 [J]．中国学校卫生，2017，38（5）：96–100.

[60] 励建安．特殊儿童物理治疗 [M]．南京：南京师范大学出版社，2015.

[61] 刘洋，原雅青，王美娟．智力障碍儿童青少年体力活动的研究进展 [J]．中国康复理论与实践，2020，2（26）：198.

[62] 刘振寰，戴淑凤．儿童运动发育迟缓康复训练 [M]．北京：北京大学出版社，2018.

[63] 卢雁．中国适应体育学科研究 [M]．北京：中体音像出版中心，2008.

[64] 卢奕云，田琪，郝元涛，等．儿童生存质量测定量表 PedsQL 4.0 中文版的信度和效度分析 [J]．中山大学学报（医学科学版），2008（3）：328–331.

[65] 陆瑾，黄建中．《培智学校义务教育运动与保健课程标准》解读 [J]．现代特殊教育，2018，7：13.

[66] 麦卡蒂 R，沙兰德 J．易化牵伸术 [M]．矫玮译审．北京：人民体育出版社，2010.

[67] 美国运动医学学会．ACSM 运动测试与运动处方指南（第九版）[M]．北京：北京体育大学出版社，2015.

[68] 潘红玲，等．适应体育运动对孤独症儿童的干预研究 [J]．现代特殊教育（高等教育研究），2017，8：40–44.

[69] 钱菁华．运动康复治疗 [M]．北京：北京体育大学出版社，2018.

[70] 尚培民，李燕萍．核心稳定性训练对痉挛型脑性瘫痪患儿运动功能及步行能力的影响 [J]．中国中西医结合儿科学，2019，11（5）：372–375.

[71] 邵肖梅．胎儿和新生儿脑损伤 [M]．2 版．上海：上海科技教育出版社，2017.

[72] 宋秋前．有效教学的涵义和特征 [J]．教育发展研究，2007（1A）：39–42.

[73] 苏亭娟，孙玉叶，章景丽，等．扬州市城区学龄前儿童发育性协调障碍的流行病学调查 [J]．中华疾病控制杂志，2017，21（2）：183–186.

[74] 孙慧珍，王国祥，邱卓英，等．应用 ICF–CY 研究孤独症儿童的功能状态与体育活动和运动康复 [J]．中国康复理论与实践，2017，10（23）：1124–1126.

[75] 孙瑞雪，徐磊，陈怡静，等．残疾儿童作业治疗有效性的系统评价（2019）解读 [J]．中华实用儿科临床杂志，2021，36（2）：81–88.

[76] 唐金陵，Glasziou P．循证医学基础 [M]．2 版．北京：北京大学医学出版社，2016.

[77] 唐久来，秦炯，邹丽萍，等．中国脑性瘫痪康复指南（2015）：第一部分 [J]．中国康复医学杂志，2015，30（7）：747–754.

[78] 唐久来，吴德．小儿脑瘫引导式教育疗法 [M]．北京：人民卫生出版社，2015.

[79] 陶芳标．学校近视防治要重视近视源性环境的改善 [J]．中国学校卫生，2013，34（11）：1281–1283.

[80] 王超．中国儿童青少年日常体力活动推荐量研究 [D]．上海体育学院，2013：1.

[81] 王国祥，梁兵，陶蓉，等．基于 ICF–CY 的脑性瘫痪儿童运动功能评定及水疗方案 [J]．中国康复理论与实践，2017，23（2）：146–150.

[82] 王宁华．康复医学概论 [M]．北京：人民卫生出版社，2018.

[83] 王卫平，等．儿科学 [M]．北京：人民卫生出版社，2018.

[84] 王彦军，邓小玲，胡长芳，等．探讨肌内效贴联合 Bobath 疗法在儿童运动发育迟缓中的影响 [J]．当代医学，2019，25（11）：11–13.

[85] 王永顺，等．融合体育：认识、实践、发展——专访国际适应体育协会主席马丁·布洛克教授 [J]．体育与科学，2020，41（3）：31–35.

[86] 王玉龙．康复功能评定学 [M]．3 版．北京：人民卫生出版社，2018.

[87] 吴曼，穆凤霞，李晓惠，等．北京市怀柔区学龄前儿童肥胖影响因素分析 [J]．中国儿童保健杂志，2016，24（10）：1087–1089，1106.

[88] 吴雪萍．社会生态环境下的适应体育教育 [M]．北京：人民教育出版社，2014.

[89] 吴雪萍．适应体育概论 [M]．北京：高等教育出版社，2015.

[90] 熊妮娜，杨丽，于洋．孤独症、肢体残疾、智力残疾儿童家庭经济负担调查 [J]．中国康复理论与实践，2010，8（16）：785–788.

[91] 徐开寿．儿科物理治疗学 [M]．广州：中山大学出版社，2016.

[92] 杨璞，桂宝恒，邬玲仟．智力障碍的病因及诊断方法 [J]．中国当代儿科杂志，2015，6（6）：544.

[93] 于兑生，恽晓平．运动疗法与作业疗法 [M]．北京：华夏出版社，2018.

[94] 运动康复技术编写组. 运动康复技术 [M]. 北京：北京体育大学出版社，2018.

[95] 张红，朱小烽. 儿童发展性协调障碍与运动干预研究进展 [J]. 中国全科医学，2016，19（33）：4142–4146.

[96] 张骏，杨建全. 体育运动干预对自闭症儿童行为及生活质量的影响 [J]. 中国临床研究，2017，9（30）：1246.

[97] 张康，罗冬梅. 任务导向训练对发育性协调障碍儿童运动能力影响的荟萃分析 [J]. 中国学校卫生，2018，39（11）：1643–1651.

[98] 张霆. 运动参与儿童早期发育表观遗传调控的认识进展 [J]. 中国儿童保健杂志，2020，216（6）：6–9+23.

[99] 张亚钦，李辉. 2015 年中国九市七岁以下儿童体格发育调查 [J]. 中华儿科杂志，2018，56（3）：192–199.

[100] 张亚星，胡咏梅. 国外有效教学研究回顾及启示 [J]. 课程·教材·教法，2014，34（12）：109–114.

[101] 张云婷，马生霞，陈畅，等. 中国儿童青少年身体活动指南 [J]. 中国循证儿科杂志，2017，12（6）：401–409.

[102] 赵莹. 鞍山市城区幼儿家庭户外活动现状调查研究 [D]. 鞍山：鞍山师范学院，2018.

[103] 中华人民共和国国家卫生和计划生育委员会. 0 岁～6 岁儿童发育行为评估量表 [S].2017.

[104] 周崇臣，尚清. 婴幼儿运动障碍评估与康复 [M]. 北京：北京大学医学出版社，2019.

[105] 朱庆庆，古桂雄，花静. 儿童发育性协调障碍问卷中文版的应用研究 [J]. 中国儿童保健杂志，2015，23（12）：1260–1263.

[106] 左启华，等. 婴儿—初中学生社会生活能力量表 [M]. 北京：华夏出版社，2016.